SPORT
VERLAG
BERLIN

Gritt Ockert

Stretch & Relax

Erfolgreich entspannen von Kopf bis Fuß

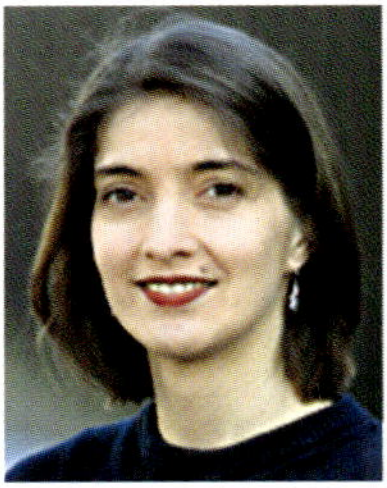

Die Autorin

Gritt Ockert ist Diplom-Sportlehrerin, Sport-Journalistin und ausgebildete Aerobic-Trainerin. Sie schreibt für verschiedene Zeitungen und Zeitschriften über Themen aus Sport, Fitness, Gesundheit sowie über neue Bewegungs-Trends. Aerobic gehört zu ihren Spezialgebieten. Im Sportverlag Berlin sind bereits mehrere Bücher von ihr erschienen.

ISBN 3-328-00948-5

Lektorat: Julia Niehaus
Umschlaggestaltung: Volkmar Schwengle/Buch und Werbung, Berlin
Titelfoto und Fotos: Camera 4, Berlin
Illustrationen: Dorit Weise
Lithografie: tiff.any, Berlin
Layout und Produktion: Prill Partners|producing, Berlin
Druck und Bindung: Druckerei Uhl, Radolfzell
Printed in Germany 2002

Gedruckt auf alterungsbeständigem Papier
mit chlorfrei gebleichtem Zellstoff

Inhalt

Mit Fitness im Trend

Für viele Menschen gehört Fitness mittlerweile zum Leben wie die Befriedigung solcher Grundbedürfnisse wie Essen und Schlafen. Denn wer fit ist, verfügt über positive Energie, die er den Anforderungen des täglichen Lebens entgegensetzen kann. Fitness bedeutet dabei vor allem die Figur formen, Fett verlieren und Muskeln aufbauen. Fitness betreiben heißt auch Auspowern und mal an die körperlichen Grenzen gehen. Aber genauso meint Fitness Ruhe und Ausgleich finden zum hektischen oder monotonen Alltag, Abwechslung von gewohnten, oft einförmigen Bewegungen. Fitness kann aber auch »nur« Fun und Lebensfreude pur bedeuten.

Mit der Reihe »Fitness-Power-Trends« bringt der Sportverlag kleine, handliche Ratgeber zu aktuellen Fitness-Themen auf den Markt, die gerade angesagt bzw. im Kommen sind. Dabei sind diese Ratgeber für Fitness-Begeisterte und Trendsetter genauso interessant, wie für Übungsleiter, Personal- und Studiotrainer. Sie bieten das notwendige Basiswissen, wichtige Grundlagen, viele Tipps und zahlreiche Anregungen. Lassen Sie sich überzeugen und machen Sie mit!

Entspannung mit Stretching

Einige der Dehnübungen, die Sie in diesem Buch finden werden, sind Ihnen sicher schon bekannt. Aus dem Fitnessstudio oder Sportverein, wo sie nach Aerobic-Kursen bzw. dem Training durchgeführt werden. Stretching gehört zu einem erfolgreichem Fitnesstraining dazu und ist auch bei jeder anderen sportlichen Betätigung unverzichtbar. Als Ergänzung zu jeder Art von Training dient es nicht nur der Verletzungsprophylaxe, es steigert die Leistungsfähigkeit und kann häufig den ungeliebten Muskelkater verhindern.

Aber auch bei Alltagsbeschwerden schafft Stretching Abhilfe. So lassen sich vor allem Rücken- oder Nackenschmerzen mit ei-

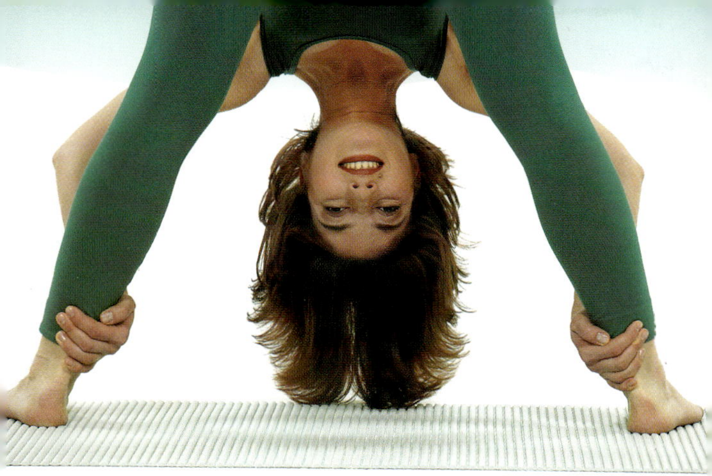

nem gezielten Dehnprogramm lindern, denn die beanspruchten Muskeln werden wieder in ihre ursprüngliche Form gebracht, Verspannungen werden gelöst und der Körper gewinnt an Beweglichkeit.

Schließlich haben die ruhigen Bewegungsabläufe eine angenehm entspannende Wirkung, sie ermöglichen es, abzuschalten und den Stress beiseite zu schieben. Stretching fördert die Stoffwechselvorgänge in unserem Körper und intensiviert die Durchblutung der Muskeln. Insofern kommt das gesteigerte Wohlbefinden, das wir danach verspüren, nicht von ungefähr.

In diesem Buch finden Sie zahlreiche Übungen, mit denen Sie Ihrem Körper von Kopf bis Fuß Gutes tun können. Nicht nur in Verbindung mit Sport und Fitness sondern auch im Alltag. Vielmehr als eine Matte und bequeme Kleidung ist nicht notwendig, um mit dem Programm zu beginnen. Aber auch wenn Sie vielleicht schon Erfahrung haben, sollten Sie zu Beginn ein bisschen Theorie absolvieren, wenige Seiten, die Ihnen zeigen, wie Sie richtig stretchen und schon bald die angenehme Entspannung spüren, die Sie sich wünschen.

Was Sie über Stretching wissen sollten

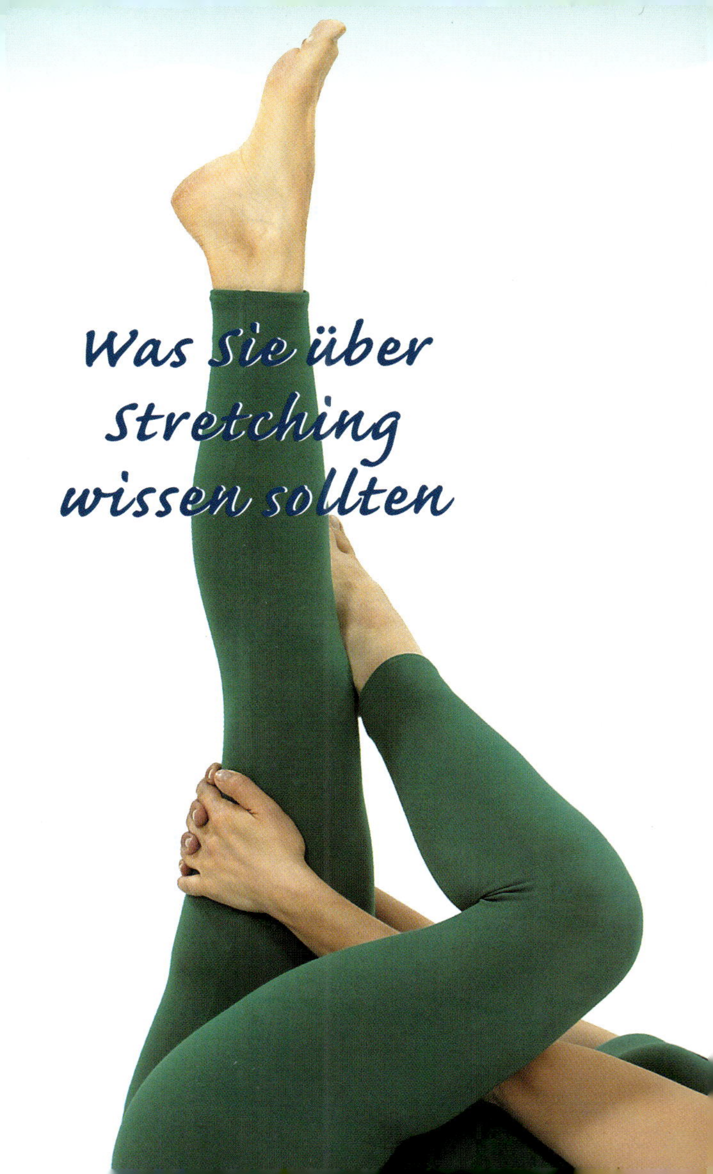

Das Besondere beim Stretching

In der Welt der Fitness und des Sports kennt man den Begriff »Stretching« seit etwa zwanzig Jahren. Die neuartige Form des Dehnens der Muskulatur wurde damals von dem amerikanischen Stretching-Experten Bob Anderson entwickelt und bekannt gemacht. Das englische Wort bedeutet dehnen, strecken, länger oder weiter werden. Heute würde man es aber noch genauer sagen: Stretching steht für gehaltenes Dehnen. Es bezeichnet einen statischen Vorgang, bei dem eine langsam eingenommene Dehnposition einige Zeit gehalten wird.

Vielleicht erinnern Sie sich: Früher wurden Dehnübungen üblicherweise mit »Nachfedern« oder »Wippen« praktiziert, was aber den Muskel, wie man mittlerweile weiß, überbeanspruchte. Durch den so genannten Streckreflex – ein automatischer Schutzmechanismus des Muskels – trat das Gegenteil der beabsichtigten Wirkung ein: Der Muskel zog sich zusammen und ließ keine weitere Dehnung zu. Doch mit zunehmenden wissenschaftlichen Erkenntnissen wuchs die Bedeutung des »richtigen« Stretchings: Heute wird es auch im Gesundheitssport und in der Rehabilitation eingesetzt.

Es gibt verschiedene Dehnmethoden, die aber hier nicht alle vorgestellt werden können. Im Bereich Fitness hat sich das Muskeln und Bindegewebe schonende passiv-statische Dehnen durchgesetzt. Passiv heißt, es wirken dabei äußere Kräfte, wie die Schwerkraft bzw. das Eigengewicht oder möglicherweise auch ein Partner. Statisch bedeutet, die Dehnung wird nur gehalten (und nicht etwa durch Nachfedern etc. dynamisch intensiviert). Der durch diese Methode ausgelöste Dehnungsreiz ist optimal geeignet, um vor allem zwei Dinge zu erreichen: das Lösen von Muskelverspannungen und die strukturelle Verlängerung der Muskelfasern. Das heißt, eine eventuell eingeschränkte Beweglichkeit kann wieder hergestellt,

Tipp

Beim passiv-statischen Dehnen ist es wichtig, dass Sie sich langsam in die Dehnposition begeben, diese einige Sekunden halten und spüren, wie die verspannte Muskulatur sich streckt.

Muskelverkürzungen können rückgängig gemacht werden, ohne das Gewebe zu reizen oder die beteiligten Gelenke zu strapazieren.

Für wen Stretching geeignet ist

Stretching tut jedem gut, es eignet sich für jüngere Menschen ebenso wie für ältere. Dabei kann man auf die im Folgenden beschriebene Weise ganz verschiedene Ziele erreichen: Das Stretchingprogramm kann die ideale Ergänzung zu einer Sportart sein, die Sie bereits betreiben, wie Schwimmen, Radfahren oder Inline-Skaten. Es sollte ein fester Bestandteil Ihres Fitnesstrainings sein. Wer den ganzen Tag im Büro sitzt oder viel stehen muss, kann mit Stretching den negativen Folgen solcher einseitigen Belastungen, wie Haltungsschäden oder Rückenschmerzen, entgegenwirken. Es wird aber auch als entspannende Maßnahme im Laufe eines anstrengenden Tages hervorragende Dienste leisten.
Die einzige Voraussetzung für das Dehn-Programm: Sie sind gesund und Ihr Hausarzt hat keine Einwände! Wenn Sie lange nicht aktiv waren, nicht sicher sind oder nicht wissen, was Sie sich zumuten können, fragen Sie Ihren Arzt.

Einsatzmöglichkeiten von Stretching

Eigenständige Übungsstunde

Eine ganze Trainingsstunde mit Stretching wird vor allem Ihre Beweglichkeit verbessern. Nicht vergessen: Ein etwa 15-minütiges Aufwärmen, etwa durch Treppensteigen, Seilspringen, Ergometerfahren oder Steppen ist unbe-

dingt notwendig, um die Muskeln auf die nachfolgende Belastung vorzubereiten.
Wer seine Muskulatur so ausgiebig dehnen will, kann und muss besonders systematisch und sorgfältig vorgehen, d.h. ohne Zeitvorgabe alle wichtigen Muskeln – von Kopf bis Fuß – dehnen. Suchen Sie sich zu jedem Muskel (Nacken, Schultern, Arme etc.) eine Übung aus, die Sie korrekt durchführen. Wer schon länger dabei ist, sollte die Übungen immer mal wieder wechseln; Abwechslung verhindert nachlässige Routine. Zum wohligen Ausklang entspannende Übungen anschließen.

Aufwärmen

Um den Körper auf die nachfolgenden Belastungen etwa einer Aerobic-Stunde vorzubereiten, ist es wichtig, das Herz-Kreislauf-System anzuregen und die Muskeln aufzuwärmen. Das mindert die Verletzungsanfälligkeit und erhöht die Reaktionsfähigkeit. Psychisch hilft die Aufwärmphase, sich auf die neue Beschäftigung einzustellen.

Auch Stretchingübungen können die Muskulatur erwärmen. Das muss langsam und besonders vorsichtig geschehen, um Zerrungen zu vermeiden. Man kann dabei die Muskulatur ganz allgemein vordehnen, oder – etwas gezielter – vor allem die Muskeln bereits leicht beanspruchen und dehnen, die man später trainieren wird.
Achten Sie darauf, dass das Stretching in diesem Fall nur kurz und relativ zügig erfolgt, damit die Muskeln nicht zu sehr entspannen.

Abwärmen

Jede Trainingseinheit sollte mit einem ruhigen Teil ausklingen und auf keinen Fall abrupt enden. Der Körper soll den Übergang von Anspannung zu Entspannung bewusst erfahren.
Abwärmen beschleunigt Regenerationsvorgänge, wie die Normalisierung der Herzfrequenz, des Blutdrucks und des Muskeltonus. Es sorgt auch für einen schnelleren Abtransport der Stoffwechselschlacken aus der Muskulatur. Ein wichtiger Teil des Ab-

wärmens ist das Stretching. Das Dehnen der im Training beanspruchten Muskulatur bringt sie wieder in ihre ursprüngliche Form und kann auch den ungeliebten Muskelkater verhindern oder zumindest abschwächen.

Kräftigen und Dehnen

Stretching lässt sich problemlos in ein Programm zur Muskelkräftigung mit oder ohne Fitnessgeräte integrieren: Erst wird der Muskel gekräftigt und gleich im Anschluss mit der passenden Übung gedehnt.

Abwechselnd während des Trainings Kräftigen und Dehnen ist eine Alternative zum kompletten Stretchingprogramm danach. Das unmittelbare Dehnen nach der Kräftigung hat den Vorteil, dass man den bestimmten Muskel besonders gut spürt und die Dehnung konzentriert duchführt. Auch hier ist systematisches Vorgehen wichtig: Trainieren Sie gegenüberliegende Muskeln, beispielsweise Bizeps und Trizeps oder Oberschenkelvorder- und -rückseite, und beide Körperhälften gleichermaßen. Beginnen Sie mit den »großen« Muskeln, d. h. zuerst Beine, Rücken und Brust, dann Arme und Bauch.

Kurzprogramm im Alltag

Wenn Sie darauf achten, werden Sie bemerken, dass es selbst an einem ausgefüllten Tag eigentlich immer eine Gelegenheit gibt, ein paar Stretchingübungen einzuschieben: die Mittagspause, Wartezeiten beim Arzt oder an der Bushaltestelle oder zu Hause bei der Haushaltsarbeit, beim Telefonieren, abends beim Fernsehen oder morgens direkt nach dem Aufstehen. Sich zwischendurch mal richtig strecken und langmachen kann viel bewirken.

Entspannung und Relaxen

Stretching eignet sich wunderbar zum Abschalten. Der gesamte Übungsablauf ist ruhig und es ist kaum Krafteinsatz nötig, da größtenteils die Schwerkraft wirkt. Deshalb eignet sich Stretching auch, um nach einem hektischen Tag zur Ruhe zu kommen. Die relaxende Wirkung macht sich natürlich insbesondere bei den speziellen Entspannungsübungen bemerkbar. Sie eignen sich beispielsweise auch bei Einschlafschwierigkeiten.

Wie Stretching auf Ihren Körper wirkt

Muskeldehnung

Mit Stretching werden die Muskeln gedehnt, die während der (im Training bewussten oder alltäglich unbewussten) Muskelarbeit verkürzen. Während bei der Muskelarbeit bzw. beim Training Ansatz und Ursprung eines Muskels einander angenähert werden, werden beim Dehnen durch geeignete Übungen genau umgekehrt Ansatz und Ursprung möglichst weit voneinander entfernt. Durch Stretching wird die Muskelfaser gestreckt und die Elastizität des Muskels verbessert.

Beweglichkeit

Beweglichkeit ist die motorische Fähigkeit, bestimmte Bewegungen aus eigener Kraft oder mithilfe äußerer Kräfte ausführen zu können. Sie ist unterschiedlichen Einflüssen ausgesetzt: Morgens ist die Beweglichkeit schlechter als abends. Bei höheren Außentemperaturen oder nach dem Erwärmen nimmt sie zu. Leider lässt die Beweglichkeit mit dem Älterwerden unvermeidlich nach. Doch mit richtigem Stretching kann man Einschränkungen sehr gut vorbeugen bzw. Beweglichkeit auch zurückgewinnen.

Verletzungsprophylaxe

Ein vorgedehnter und erwärmter Muskel ist auf folgende Belastungen optimal vorbereitet. Sanftes und langsames Dehnen schützt vor Zerrungen. Durch regelmäßiges Dehnen werden nicht nur die Muskeln, sondern auch Sehnen und Bänder elastischer, und ein geschmeidiger Bewegungsapparat ist auch im Alltag weniger verletzungsanfällig.

Entspannung

Ruhiges und konzentriertes Stretching mit einem bewussten langsamen Einnehmen der Dehnpositionen bringt den ganzen Körper in einen entspannten Zustand. Ein ruhig geführter Atem vertieft die Dehnung und die Entspannung. Sanfte Musik kann diese Wirkung ebenfalls noch unterstützen.

Allgemeines Wohlbefinden

Stretching führt zu einer positiven Selbstwahrnehmung: Durch die sanften Bewegungen erspüren Sie Ihren Körper und nehmen ihn bewusster wahr. Häufig stellt sich ganz von selbst eine aufrechte Körperhaltung ein. Sie gewinnen an Körperbeherrschung, aber auch an Selbstbewusstsein und Ausgeglichenheit. Stretching steigert die Konzentrationsfähigkeit und hat daher auch eine psychische Wirkung: Es hebt die Stimmung, führt zu mehr Harmonie und gibt Gelassenheit im Alltag.

> **Tipp**
>
> *Ein ausgeglichenes Training aller Muskelpartien ist wichtig, weil muskuläre Dysbalancen (Ungleichgewichte) und Haltungsschäden unbedingt vermieden werden müssen und die Symmetrie des Körpers erhalten bleiben muss.*

Diese Muskeln sollen gedehnt werden

Wir unterscheiden Muskeln, die eher zur Abschwächung neigen, und solche, die eher zur Verkürzung neigen. Abgeschwächte müssen gekräftigt, verkürzte (wie Brust-, Wadenmuskeln und Hüftbeuger) gedehnt werden. Sie sind das Ziel unseres Stretching-Programms. Insgesamt gibt es über 500 Skelettmuskeln. Die vereinfachte Darstellung rechts zeigt, wo sich die wichtigsten Muskeln befinden.

In diesem Buch geht es um alle großen Muskeln. Sie finden Dehnübungen für die Nacken- bzw. Hals-, Schulter- und Armmuskeln; Übungen für Brust-, Bauch- und Rückenmuskeln und Übungen für Gesäß, Hüfte, Ober- und Unterschenkel sowie Waden.

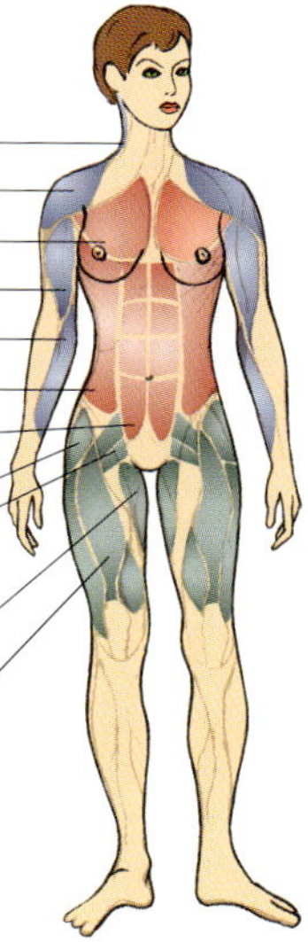
Seitlicher Halsmuskel
Schultermuskel
Großer Brustmuskel
Vorderer Oberarmmuskel
Vorderer Unterarmmuskel
Schräger Bauchmuskel
Gerader Bauchmuskel
Äußerer Oberschenkelmuskel
Hüftbeugemuskel
Innerer Oberschenkelmuskel
Vorderer Oberschenkelmuskel

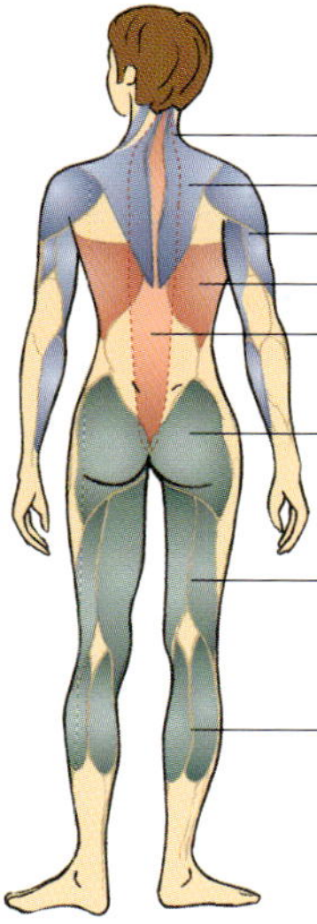
Nackenmuskel
Schultermuskel
Hinterer Oberarmmuskel
Breiter Rückenmuskel
Langer Rückenmuskel
Gesäßmuskel
Hinterer Oberschenkelmuskel
Wadenmuskel

So dehnen und entspannen Sie richtig

Sie sollten nicht einfach drauf los trainieren, sondern einige trainingsmethodische Prinzipien beachten. Sonst können Sie keinen positiven Trainings-Effekt erwarten.

Häufigkeit und Dauer

Wenn Sie das Stretching als eigenständige Trainingsstunde durchführen wollen, sollten Sie zu Anfang zweimal pro Woche üben und sich dann steigern, bei Bedarf auf bis zu fünfmal pro Woche. Eine solche Trainingsstunde kann mit Aufwärmen und Entspannen etwa dreißig Minuten bis zu einer Stunde dauern. Versuchen Sie, einen Trainings-Rhythmus zu finden und das Training als einen richtigen »Termin« in Ihrem Wochenplan aufzunehmen. Nur so kann es zum festen Bestandteil Ihres Lebens werden.

Wenn Sie das Stretching als Ergänzung zu Ihrem Fitnesstraining durchführen wollen, fügen Sie es, wie oben beschrieben, entweder ein oder schließen Sie es an. Auch dieses Training sollte erst zwei-, später dreimal wöchentlich stattfinden.

Da Stretching im Gegensatz zur Muskelkräftigung oder zum Ausdauertraining die Muskulatur nicht ermüdet, kann ein kurzes Dehnprogramm problemlos auch täglich durchgeführt werden. Fünf bis zehn Minuten pro Tag bewirken schon eine angenehme und entlastende Entspannung. Vor allem Regelmäßigkeit sorgt hier für den Erfolg!

> **Tipp**
>
> *Nutzen Sie zum Einstieg die Trainingsprogramme am Ende des Buches. Später können Sie Ihre Übungen selbst zusammenstellen. Achten Sie auch dann darauf, dass Sie alle Muskeln ins Training einbeziehen.*

Musik

Gut ausgewählte Musik fördert die Konzentration, kann das Entspannen positiv beeinflussen und uns zur Ruhe kommen lassen. Sie schafft eine harmonische Atmosphäre. Sie können Ihre Lieblings-CD einlegen, Sie können aber auch speziell für diesen Anlass zusammengestellte CDs bzw. Kassetten kaufen. Große Musikvertriebe bemühen sich zunehmend, zu den aktuellen Bewegungstrends auch geeignete Musik auf den Markt zu bringen. Derzeit sind im Angebot zum Beispiel die CD »Aquarius« von Take4Fitness und die CD »Love Universe« von music-e-motion, mit Musikstücken zum Relaxen und für das Cool-down. Beide CDs sind über die Firma Audio Factory zu haben. Von Move Ya! gibt es eine Reihe »Relax your Mind«, in der gerade das dritte Volume mit asiatischer Mentalmusik, Instrumental-Balladen und Naturklängen erschienen ist. Außerdem gibt es eine neue CD in der Serie »TriloChi« (Nr. 4) namens »Seasons«, die sich besonders für die sommerliche Jahreszeit eignet. Im Shop des Deutschen Turner-Bundes finden Sie die CD »Total Relaxx« mit anspruchsvoller Musik zur Entspannung, für Harmonie und seelisches Wohlbefinden.

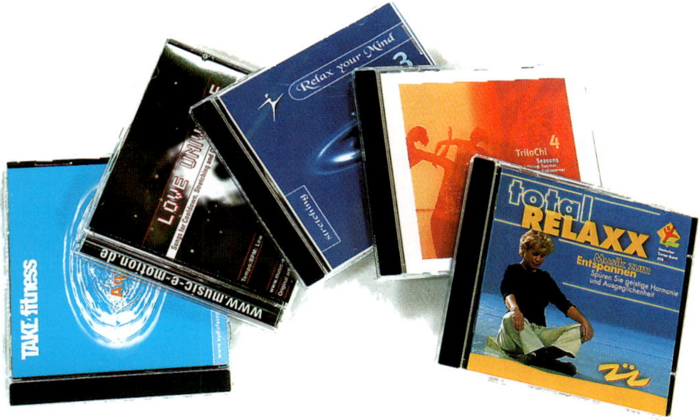

Übungsmatte, Bekleidung, Schuhe

Für das Stretchingprogramm brauchen Sie keine große Ausstattung. Nur eine weiche rutschfeste Matte oder eine nicht zu dünne Decke ist unbedingt notwendig, da viele Übungen auf dem Boden oder in bodennahen Positionen ausgeführt werden. Sie soll verhindern, dass Sie unbequem liegen oder dass der Körper auf einem eventuellen kalten Fußboden auskühlt. Der Raum sollte warm sein, ohne Zugluft. Im Sommer können Sie auch draußen trainieren. Wenn Sie vor einem großen Spiegel üben, können Sie die korrekte Ausführung besser kontrollieren.

Was Sie anziehen, entscheiden Sie selbst. Nur bequem sollte die Bekleidung sein, nicht einengen, nicht verrutschen. Sie müssen sich wohl fühlen und Sie dürfen auf keinen Fall frieren. Eng anliegende Bekleidung hat den Vorteil, dass Sie besser kontrollieren können, ob die Gelenke in der richtigen Position sind und ob die Bewegung korrekt ausgeführt wird. Anzüge aus Baumwolle mit Lycra oder aus Gemischen mit Lycra, wie die von der Firma ZETA SCHRECK, sind besonders angenehm zu tragen. Das Material ist dehnbar, luftdurchlässig und saugt außerdem den Schweiß auf.

Ob man Sportschuhe trägt oder nicht, hängt von der Situation ab. Beim Dehnen während des Aufwärmens oder nach einer Trainingseinheit können Sie die Schuhe ruhig anlassen. Wer sich aber richtig frei bewegen und dehnen möchte, sollte barfuß oder mit warmen Strümpfen üben.

Anmerkung

Der Übungsname bezeichnet den bei der Ausführung hauptsächlich angesprochenen Muskel. Die Fotos zeigen die Dehnposition. Die Übungsbeschreibung beginnt mit der Beschreibung der Ausgangsstellung, es folgen die Bewegungsausführung und schließlich Hinweise zur Dauer der Dehnung.

Die 10 wichtigsten Stretching-Regeln

1. Beginnen Sie jede Dehnung körperlich entspannt und locker. Atmen Sie vorher einmal tief ein und möglichst lange aus. Stellen Sie sich die Lage und Funktion des zu dehnenden Muskels genau vor.

2. Begeben Sie sich kontrolliert langsam, ruhig und sanft in die entsprechende Dehnposition. Seien Sie lieber vorsichtiger und überschätzen Sie ihre Beweglichkeit nicht.

3. Erfühlen Sie die angesprochenen Muskeln und genießen Sie den Dehnungsreiz. Sie sollten den benannten Muskel spüren.

4. Dehnen Sie aber niemals einen Muskel so stark, dass Schmerzen auftreten. Nehmen Sie die Dehnung in diesem Fall sofort wieder etwas zurück.

5. Spüren Sie beim Dehnen eine leichte Spannung oder ein leichtes Ziehen. Der angesprochene Muskel sollte sich wohltuend warm anfühlen.

6. Dehnen Sie den Muskel ganz bewusst und konzentrieren Sie sich auf die korrekte Ausführung der Übung, damit nicht versehentlich auch andere Muskeln angesprochen werden.

7. Üben sie langsam, ohne vorgegebenen Rhythmus und in Ihrem eigenen Tempo. Die angegebene Haltedauer ist ein Richtwert. Gehen Sie danach auch langsam wieder in die Ausgangsstellung zurück.

8. Atmen Sie beim Dehnen ruhig, gleichmäßig und ohne zu pressen. Halten Sie den Atem nicht an.

9. Wenn Sie eine Übung nicht mehr korrekt ausführen können, wenn Atembeschwerden, Übelkeit, Muskelzittern oder Schmerzen auftreten – machen Sie eine Pause oder hören Sie ganz auf.

10. Vergleichen Sie sich nicht mit anderen Personen. Jeder Mensch hat individuelle Voraussetzungen, ist anders beweglich und hat andere Grenzen.

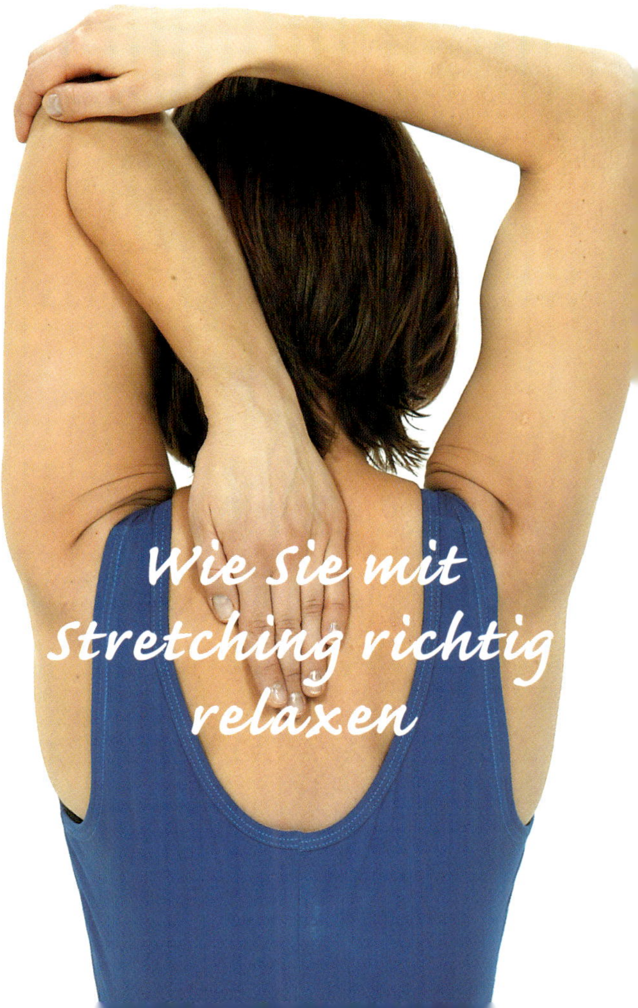

Wie Sie mit Stretching richtig relaxen

1 Hals- und Nackenmuskeln

- ✗ Setzen Sie sich bequem hin. (Sie können die Übung auch im Stand ausführen.) Nehmen Sie die Arme an die Seite, die Handflächen zeigen nach vorn.
- ✗ Drehen Sie Ihren Kopf zur rechten Seite und schauen Sie dabei über die rechte Schulter. Das Kinn ist leicht angehoben, die Schultern sind unten. Spüren Sie die Dehnung der seitlichen Halsmuskeln.
- ✗ Halten Sie die Dehnung etwa 15 bis 20 Sekunden, dann die Seite wechseln.

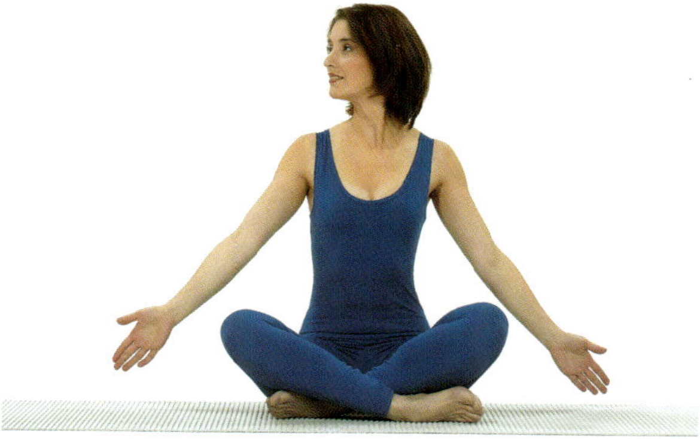

2 Hals- und Nackenmuskeln

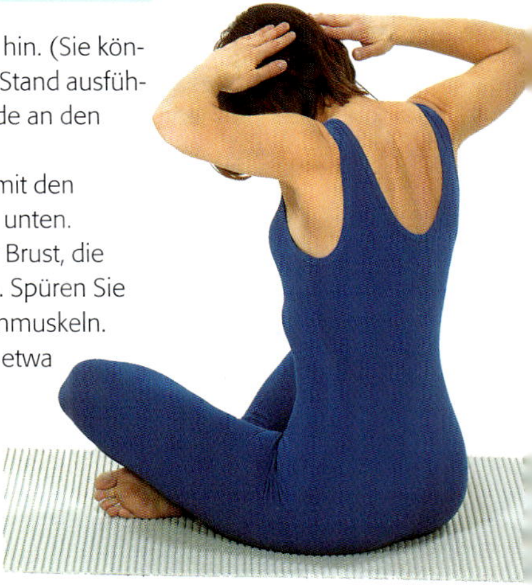

- ✗ Setzen Sie sich bequem hin. (Sie können die Übung auch im Stand ausführen.) Legen Sie die Hände an den Hinterkopf.
- ✗ Drücken Sie Ihren Kopf mit den Händen sanft nach vorn unten. Das Kinn führt dabei zur Brust, die Schultern bleiben unten. Spüren Sie die Dehnung der Nackenmuskeln.
- ✗ Halten Sie die Dehnung etwa 15 bis 20 Sekunden.

3 Hals- und Nackenmuskeln

- ✗ Setzen Sie sich bequem hin. (Sie können die Übung auch im Stand ausführen.) Führen Sie den rechten Arm über den Kopf und legen Sie die rechte Hand ans linke Ohr.
- ✗ Ziehen Sie Ihren Kopf sanft zur rechten Seite, wobei Sie gleichzeitig den linken Arm nach unten drücken. Schauen Sie dabei nach vorn. Spüren Sie die Dehnung der seitlichen Halsmuskeln.
- ✗ Halten Sie die Dehnung etwa 15 bis 20 Sekunden, dann die Seite wechseln.

4 Hals- und Nackenmuskeln

- Setzen Sie sich bequem hin. (Sie können die Übung auch im Stand ausführen.) Fassen Sie hinter dem Rücken mit der rechten Hand den linken Arm am Handgelenk.
- Ziehen Sie den linken Arm sanft schräg nach rechts unten, und neigen Sie auch den Kopf etwas nach rechts. Spüren Sie die Dehnung der seitlichen Halsmuskeln.
- Halten Sie die Dehnung etwa 15 bis 20 Sekunden, dann die Seite wechseln.

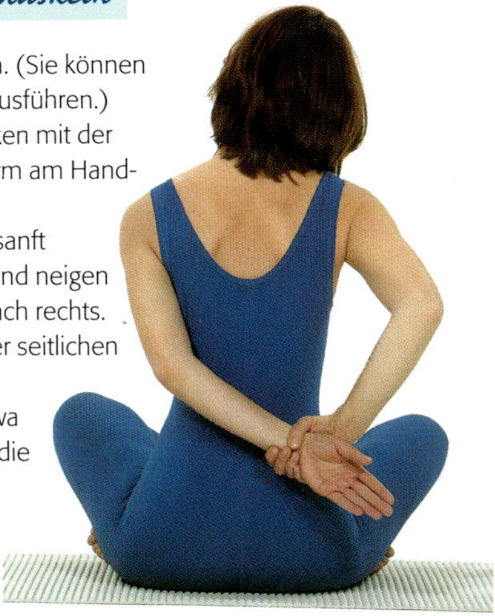

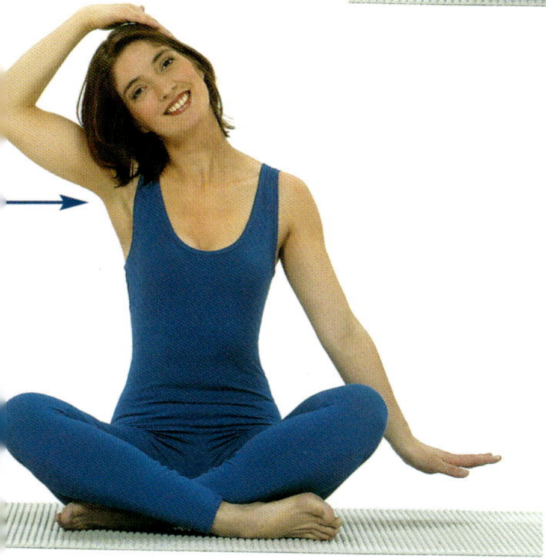

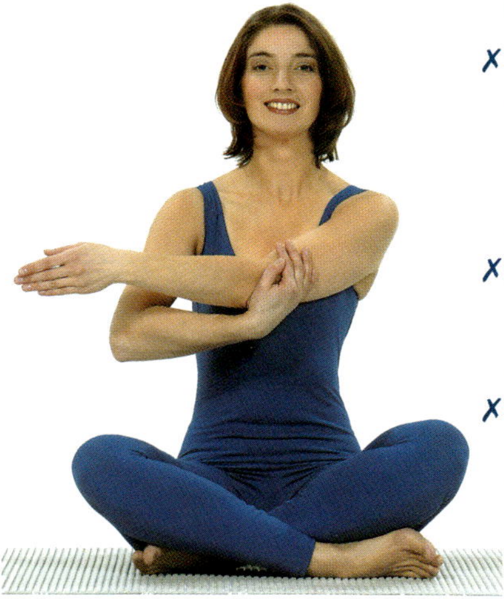

5 Schultermuskeln

- Setzen Sie sich bequem hin. (Sie können die Übung auch im Stand ausführen.) Fassen Sie vor dem Oberkörper mit der rechten Hand den linken Oberarm am Ellbogen.
- Ziehen Sie den linken Arm sanft zur rechten Seite. Spüren Sie die Dehnung der hinteren Schultermuskeln.
- Halten Sie die Dehnung etwa 15 bis 20 Sekunden, dann die Seite wechseln.

6 Schultermuskeln

- Setzen Sie sich bequem hin. (Sie können die Übung auch im Stand ausführen.) Nehmen Sie die Arme nach oben und verschränken Sie die Hände ineinander. Die Handflächen zeigen nach außen.
- Ziehen Sie beide Arme sanft nach oben und leicht nach hinten. Spüren Sie die Dehnung der unteren Schultermuskeln.
- Halten Sie die Dehnung etwa 15 bis 20 Sekunden.

7 Schultermuskeln

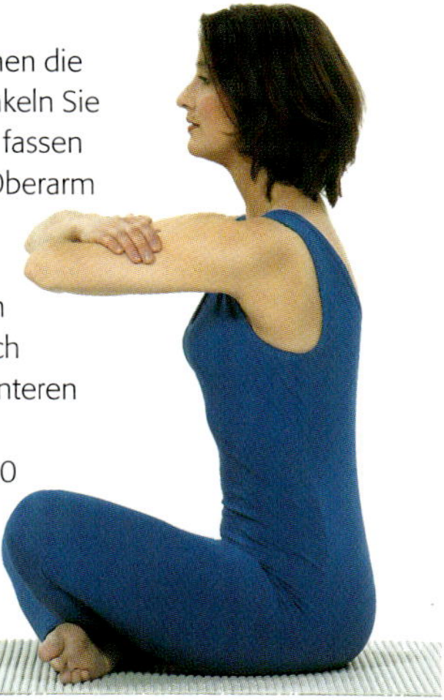

- ✗ Setzen Sie sich bequem hin. (Sie können die Übung auch im Stand ausführen.) Winkeln Sie die Arme vor dem Oberkörper an und fassen Sie mit der rechten Hand den linken Oberarm und mit der linken Hand den rechten Oberarm.
- ✗ Ziehen Sie beide Arme sanft nach vorn und gleichzeitig die Schulterblätter nach unten. Spüren Sie die Dehnung der hinteren Schultermuskeln.
- ✗ Halten Sie die Dehnung etwa 15 bis 20 Sekunden.

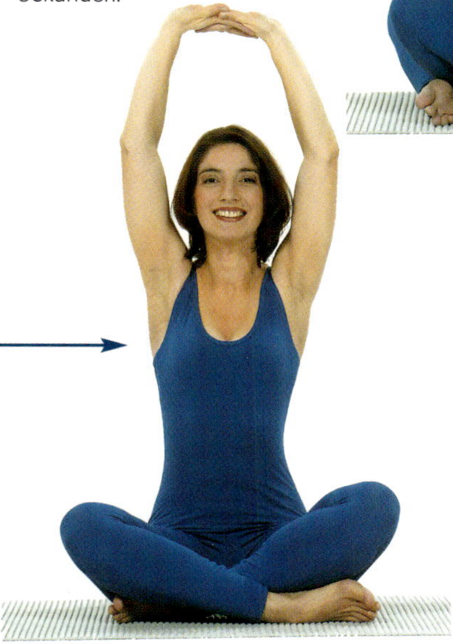

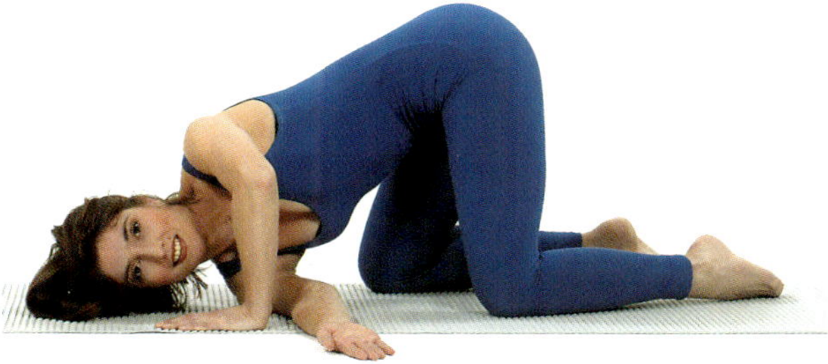

8 *Schultermuskeln*

- Gehen Sie in die Bankstellung. Hände und Knie sind etwa schulterbreit geöffnet, der Rücken ist gerade.
- Schieben Sie nun den rechten Arm mit dem Handrücken nach unten hinter dem linken Arm nach links, bis Sie die Dehnung der hinteren Schultermuskeln spüren. Schauen Sie nach unten.
- Halten Sie die Dehnung etwa 15 bis 20 Sekunden, dann die Seite wechseln.

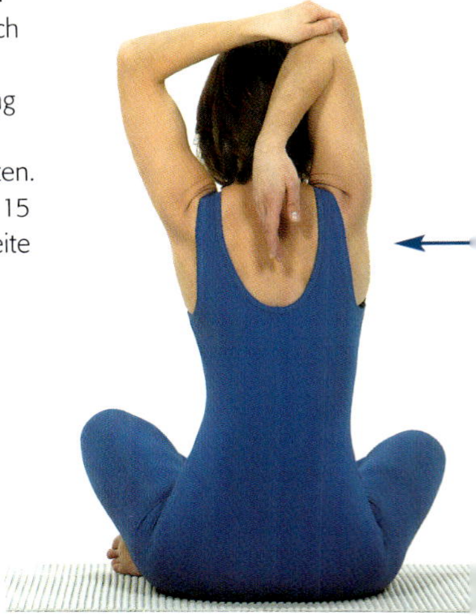

9 Hintere Oberarmmuskeln

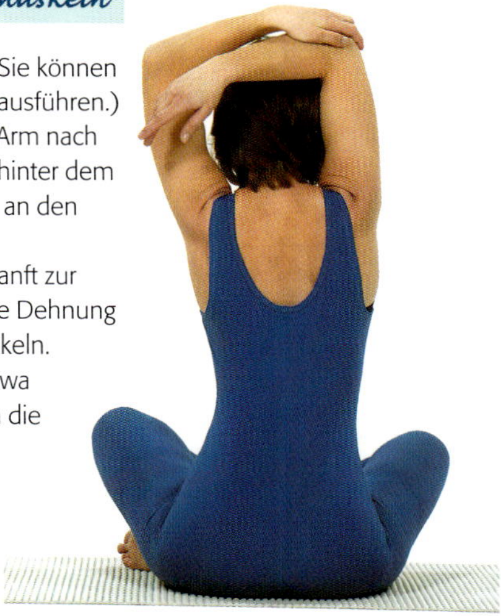

- ✗ Setzen Sie sich bequem. (Sie können die Übung auch im Stand ausführen.) Nehmen Sie den rechten Arm nach oben und beugen Sie ihn hinter dem Kopf. Die linke Hand greift an den rechten Ellbogen.
- ✗ Ziehen Sie den Ellbogen sanft zur linken Seite. Spüren Sie die Dehnung der hinteren Oberarmmuskeln.
- ✗ Halten Sie die Dehnung etwa 15 bis 20 Sekunden, dann die Seite wechseln.

10 Hintere Oberarmmuskeln

- ✗ Setzen Sie sich bequem hin. (Sie können die Übung auch im Stand ausführen.) Nehmen Sie den rechten Arm nach oben und beugen Sie ihn hinter dem Kopf. Die linke Hand greift an den rechten Ellbogen.
- ✗ Ziehen Sie den Ellbogen nun sanft nach links unten. Spüren Sie die Dehnung der hinteren Oberarmmuskeln.
- ✗ Halten Sie die Dehnung etwa 15 bis 20 Sekunden, dann die Seite wechseln.

11 *Hintere Oberarmmuskeln*

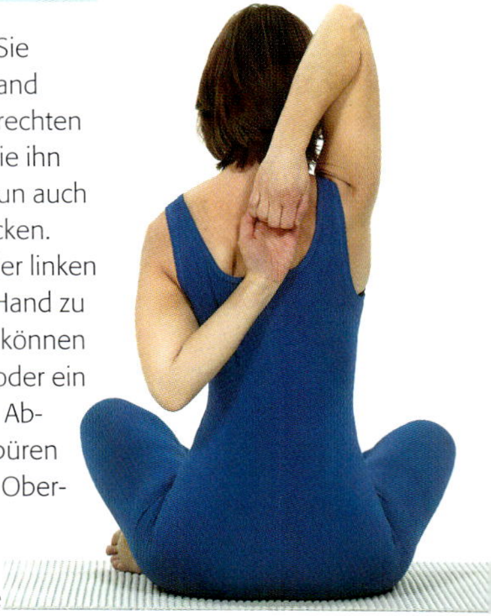

- Setzen Sie sich bequem hin. (Sie können die Übung auch im Stand ausführen.) Nehmen Sie den rechten Arm nach oben und beugen Sie ihn hinter dem Kopf. Führen Sie nun auch den linken Arm hinter den Rücken.
- Versuchen Sie vorsichtig, mit der linken Hand die Finger der anderen Hand zu fassen. Wenn es nicht gelingt, können Sie am Anfang auch ein Tuch oder ein Seil zu Hilfe nehmen und den Abstand allmählich verringern. Spüren Sie die Dehnung der hinteren Oberarmmuskeln.
- Halten Sie die Dehnung etwa 15 bis 20 Sekunden, dann die Seite wechseln.

12 *Innere Unterarmmuskeln*

- Setzen Sie sich bequem hin. (Sie können die Übung auch im Stand ausführen.) Nehmen Sie die gebeugten Arme vor die Brust hoch und legen Sie die Handflächen aneinander. Die Fingerspitzen zeigen nach oben.
- Schieben Sie sanft die aneinander gedrückten Hände nach vorn unten, bis Sie die Dehnung der inneren Unterarmmuskeln spüren.
- Halten Sie die Dehnung etwa 15 bis 20 Sekunden.

13 Innere Unterarmmuskeln

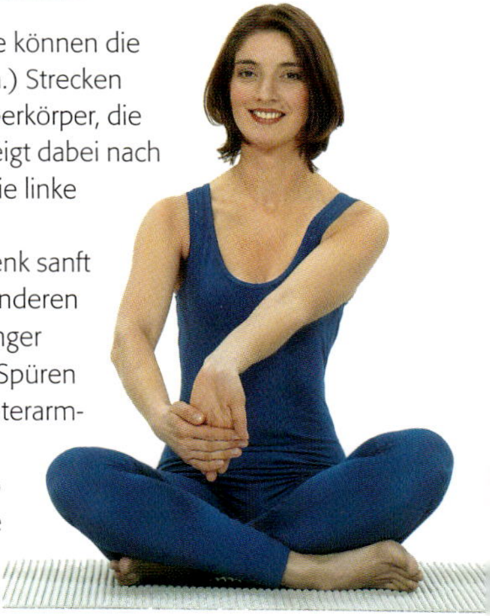

- ✗ Setzen Sie sich bequem hin. (Sie können die Übung auch im Stand ausführen.) Strecken Sie den rechten Arm vor den Oberkörper, die Handfläche der rechten Hand zeigt dabei nach außen, die Finger nach unten. Die linke Hand greift die rechte Hand.
- ✗ Beugen Sie das rechte Handgelenk sanft nach unten, indem Sie mit der anderen Hand vorsichtig Druck auf die Finger der gestreckten Hand ausüben. Spüren Sie die Dehnung der inneren Unterarmmuskeln.
- ✗ Halten Sie die Dehnung etwa 15 bis 20 Sekunden, dann die Seite wechseln.

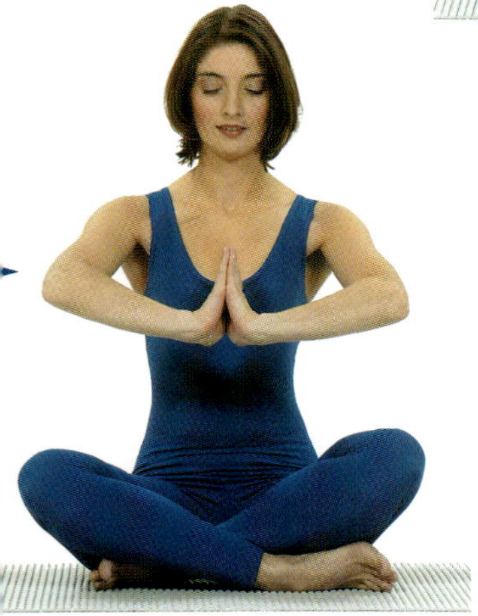

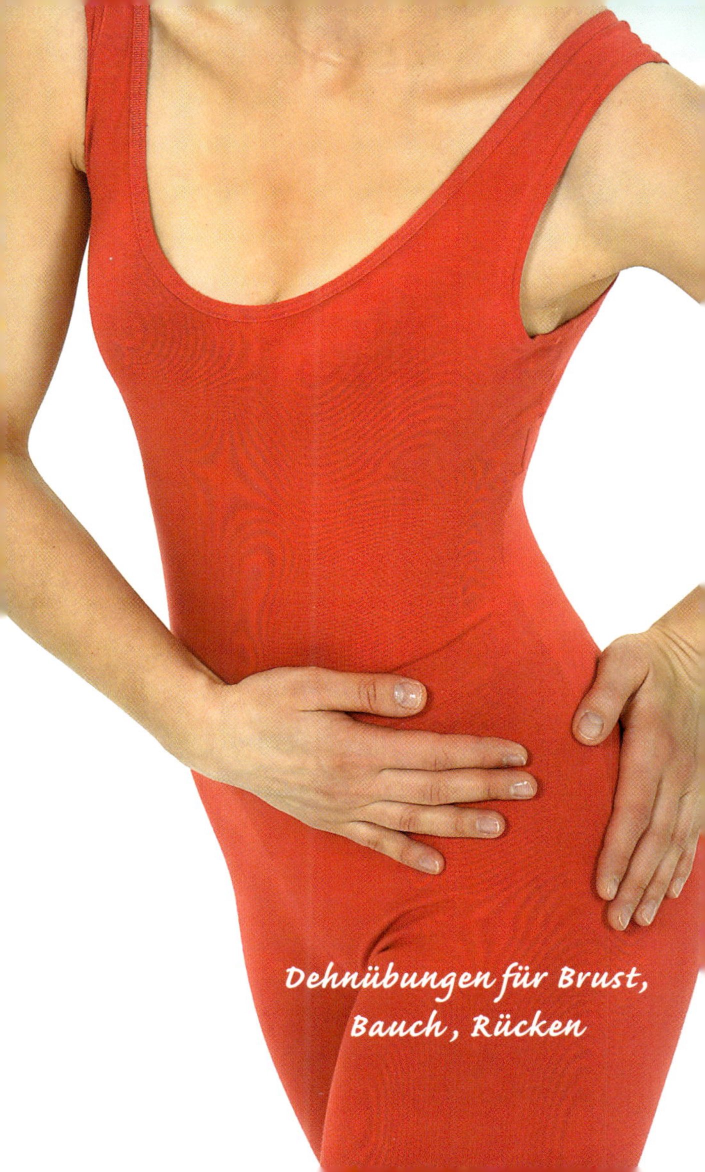
Dehnübungen für Brust,
Bauch, Rücken

14 Brustmuskeln

- ✗ Setzen Sie sich bequem hin. (Sie können die Übung auch im Stand ausführen.) Legen Sie die Hände an den Hinterkopf.
- ✗ Bringen Sie den Oberkörper in eine leichte Vorlage und drücken Sie langsam die Ellbogen nach hinten. Der Oberkörper bleibt dabei aufrecht, die Schultern sind unten. Spüren Sie die Dehnung der Brustmuskeln.
- ✗ Halten Sie die Dehnung etwa 15 bis 20 Sekunden.

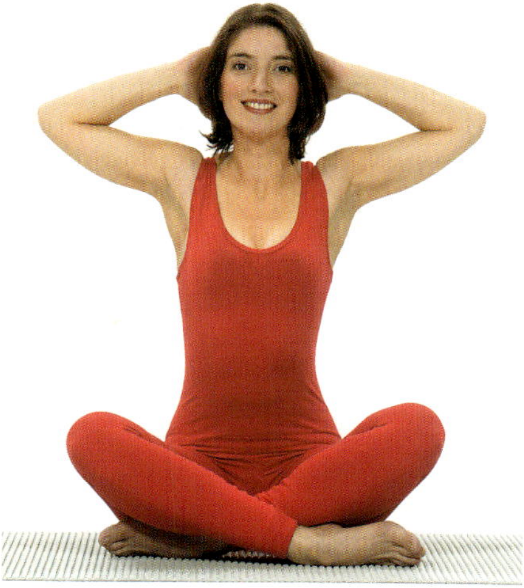

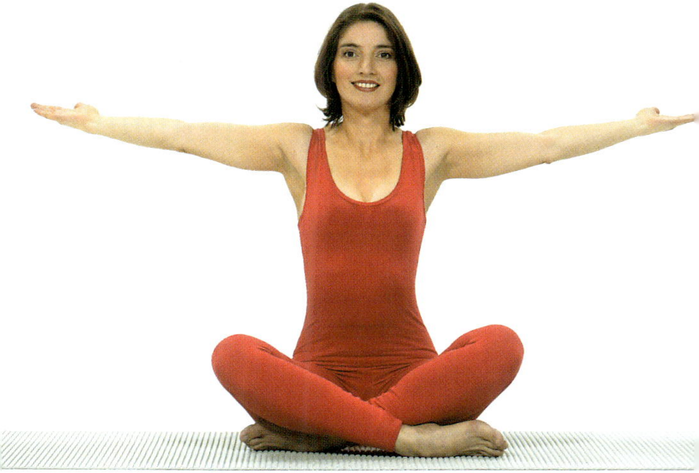

15 Brustmuskeln

- Setzen Sie sich bequem hin. (Sie können die Übung auch im Stand ausführen.) Nehmen Sie die Arme – leicht gebeugt – etwa auf Schulterhöhe in die Seithalte. Die Handflächen zeigen nach oben.
- Bringen Sie den Oberkörper in eine leichte Vorlage und führen Sie nun beide Arme so weit wie möglich nach hinten. Der Oberkörper bleibt dabei aufrecht, die Schultern sind unten. Spüren Sie die Dehnung der Brustmuskeln.
- Halten Sie die Dehnung etwa 15 bis 20 Sekunden.

16 Brustmuskeln

- ✗ Legen Sie sich auf den Rücken. Die Füße sind etwa hüftbreit aufgestellt.
- ✗ Führen Sie langsam die Arme hinter den Kopf und legen Sie sie – leicht gebeugt – ab. Atmen Sie bewusst in die Brust ein und aus. Spüren Sie die Dehnung der Brustmuskeln.
- ✗ Halten Sie die Dehnung etwa 15 bis 20 Sekunden.

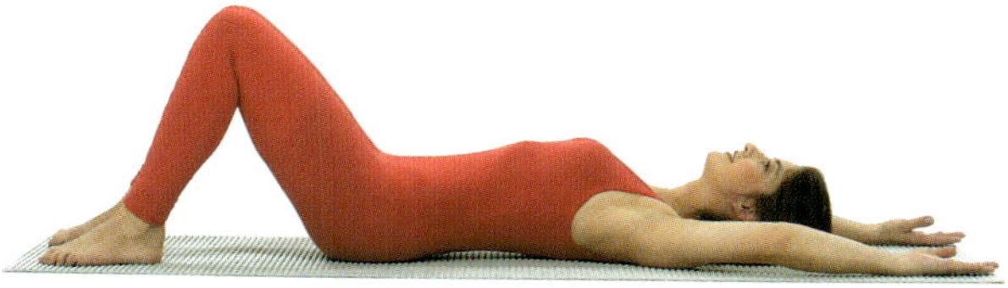

17 Brustmuskeln

- ✗ Gehen Sie in die Bankstellung. Die Knie sind hüftbreit geöffnet, die Arme etwas mehr als schulterbreit.
- ✗ Schieben Sie nun langsam die Handflächen nach vorn und drücken Sie dabei die Brust zum Boden. Rücken und die Arme bilden eine gedachte Linie. Spüren Sie die Dehnung der Brustmuskeln.
- ✗ Halten Sie die Dehnung etwa 15 bis 20 Sekunden.

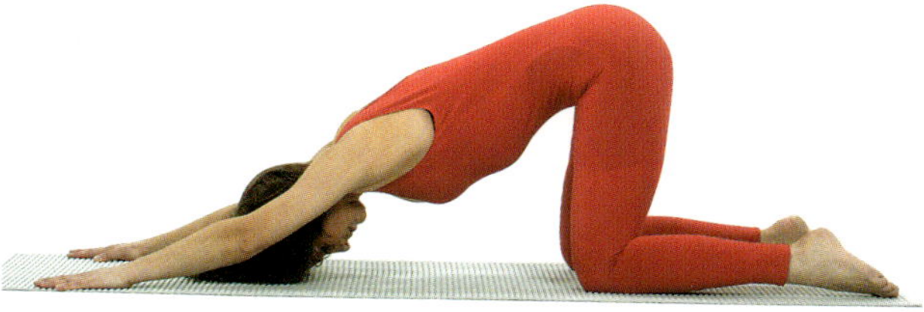

18 Brustmuskeln

- ✗ Gehen Sie in die Bankstellung. Die Knie sind hüftbreit geöffnet, die Arme mit doppelter Schulterbreite.
- ✗ Schieben Sie nun den rechten Arm zur Seite weg. Die Handfläche bleibt auf dem Boden. Drücken Sie dabei die Brust und die rechte Schulter nach unten. Die linke Hand stützt den Oberkörper ab. Spüren Sie die Dehnung der Brustmuskeln.
- ✗ Halten Sie die Dehnung etwa 15 bis 20 Sekunden, dann die Seite wechseln.

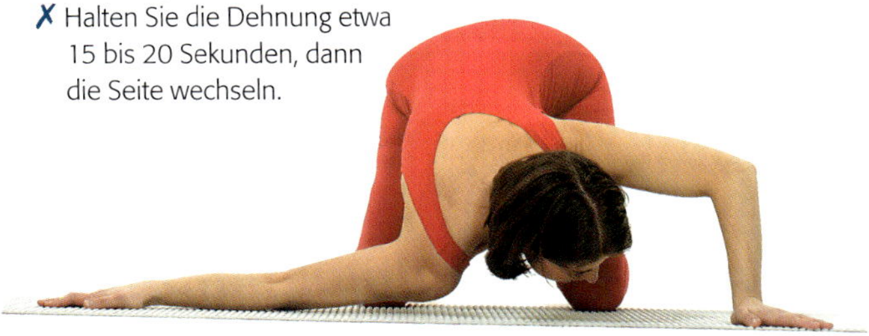

19 Gerade Bauchmuskeln

- ✗ Legen Sie sich auf den Rücken. Die Arme liegen locker neben dem Kopf, die Beine sind leicht geöffnet.
- ✗ Ziehen Sie langsam die Hände nach oben und die Füße nach unten , d. h. in entgegengesetzte Richtung. Hände und Füße bleiben auf dem Boden. Atmen Sie bewusst in den Bauch ein und aus. Spüren Sie die Dehnung der geraden Bauchmuskeln.
- ✗ Halten Sie die Dehnung etwa 15 bis 20 Sekunden.

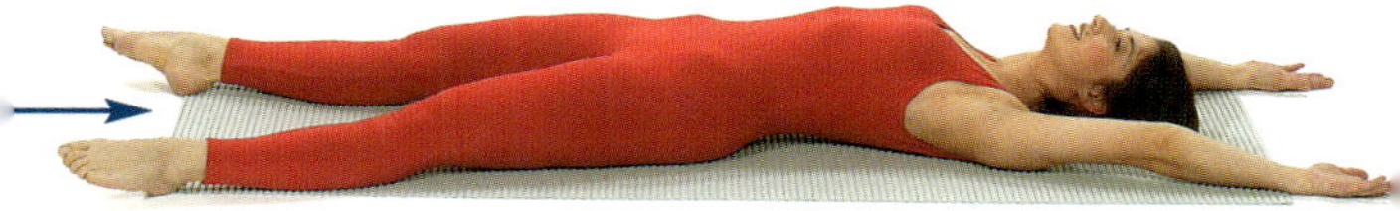

20 Gerade Bauchmuskeln

- Legen Sie sich auf den Rücken. Die Füße sind etwa hüftbreit aufgestellt, die Arme liegen neben dem Oberkörper. (Sie können die Arme auch neben dem Kopf ablegen.)
- Heben Sie langsam das Becken so weit an, dass Schultern und Knie eine gedachte Linie bilden. Atmen Sie bewusst in den Bauch ein und aus. Spüren Sie die Dehnung der geraden Bauchmuskeln.
- Halten Sie die Dehnung etwa 15 bis 20 Sekunden.

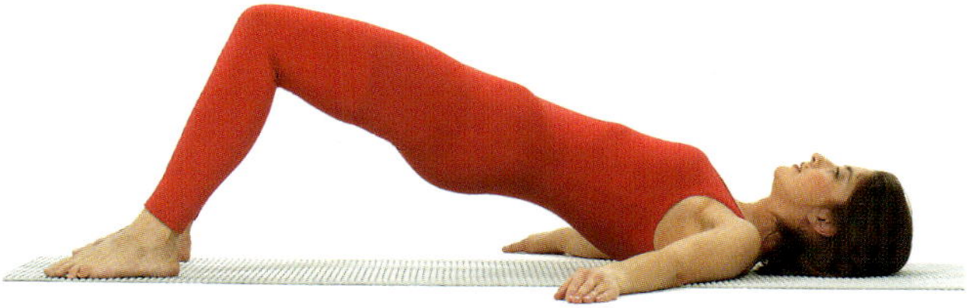

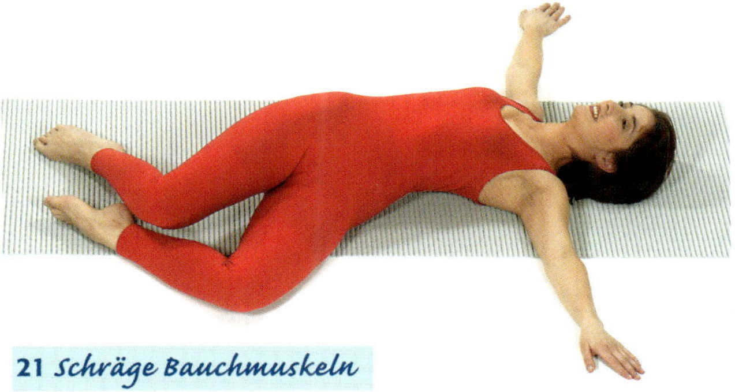

21 Schräge Bauchmuskeln

- ✗ Legen Sie sich auf den Rücken. Die Füße sind mehr als hüftbreit aufgestellt, die Arme liegen locker an der Seite.
- ✗ Führen Sie beide Knie langsam zur rechten Seite, lassen Sie sie zum Boden sinken und schieben Sie dabei die Hüfte bewusst vor. Die Schultern bleiben am Boden. Spüren Sie die Dehnung der schrägen Bauchmuskeln.
- ✗ Halten Sie die Dehnung etwa 15 bis 20 Sekunden, dann die Seite wechseln.

22 Schräge Bauchmuskeln

- ✗ Stellen Sie sich aufrecht hin. Die Füße sind mehr als hüftbreit geöffnet. Nehmen Sie den rechten Arm nach oben, die andere Hand ist locker in die Hüfte gestützt. (Sie können die linke Hand auch auf die gegenüberliegende Hüfte legen.)
- ✗ Schieben Sie den leicht gebeugten Arm langsam nach oben links. Spüren Sie die Dehnung der schrägen Bauchmuskeln.
- ✗ Halten Sie die Dehnung etwa 15 bis 20 Sekunden, dann die Seite wechseln.

23 Rückenmuskeln

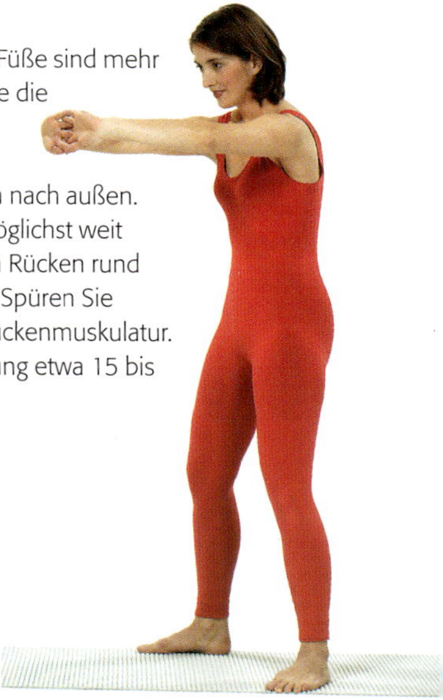

- Stellen Sie sich aufrecht hin. Die Füße sind mehr als hüftbreit geöffnet. Strecken Sie die Arme vor den Oberkörper. Die Hände werden ineinander verschränkt. Die Handflächen zeigen nach außen.
- Schieben Sie die Handflächen möglichst weit nach vorn. Machen Sie dabei den Rücken rund und ziehen Sie den Bauch ein. Spüren Sie die Dehnung der oberen Rückenmuskulatur.
- Halten Sie die Dehnung etwa 15 bis 20 Sekunden.

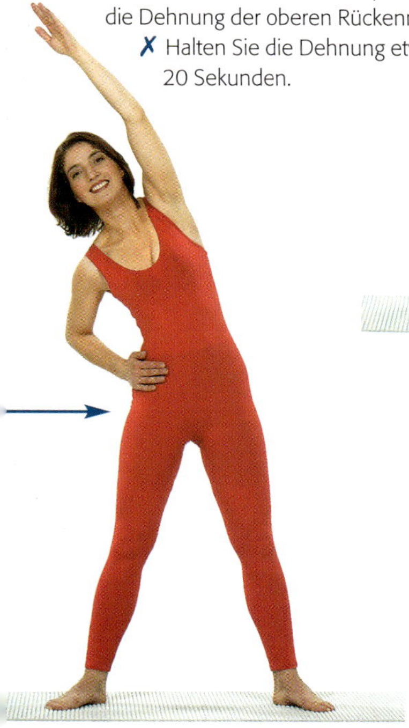

24 Rückenmuskeln

- Gehen Sie in die Bankstellung. Die Hände sind etwa schulterbreit aufgestellt, die Knie hüftbreit geöffnet.
- Machen Sie den Rücken rund und ziehen Sie dabei bewusst den Bauch ein bzw. nach oben. Der Blick ist zu den Knien gerichtet. Spüren Sie die Dehnung entlang der gesamten Rückenmuskulatur.
- Halten Sie die Dehnung etwa 15 bis 20 Sekunden.

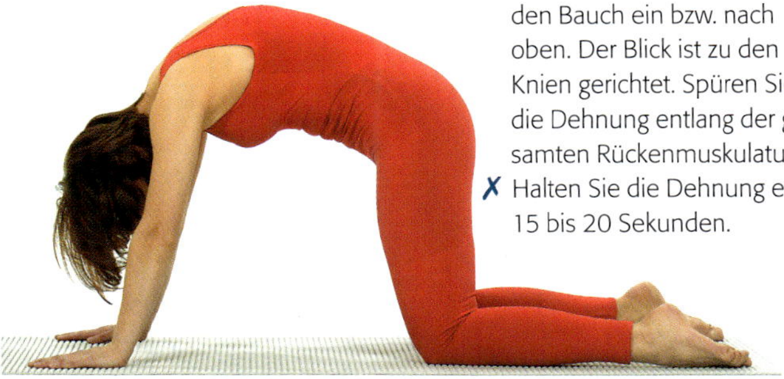

25 Rückenmuskeln

- Setzen Sie sich auf den Boden, die Füße sind weit vorn und mehr als hüftbreit aufgestellt.
- Greifen Sie mit beiden Händen von innen um die Fußgelenke. Machen Sie dabei den Rücken rund und ziehen sie den Bauch ein. Spüren Sie die Dehnung entlang der gesamten Rückenmuskulatur. Zur Verstärkung der Dehnung können Sie die Füße auch noch weiter vorschieben.
- Halten Sie die Dehnung etwa 15 bis 20 Sekunden.

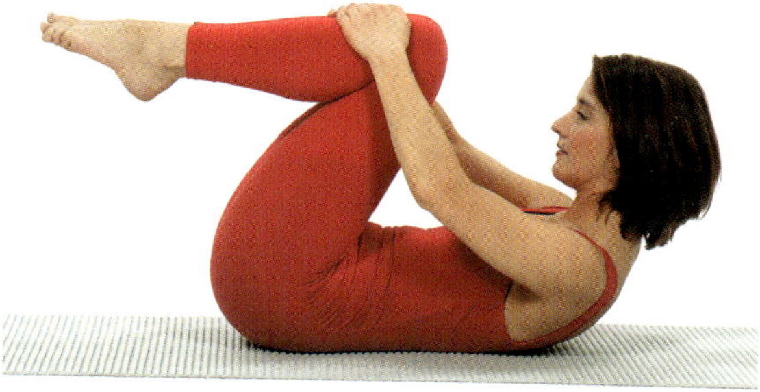

26 Rückenmuskeln

- ✗ Legen Sie sich auf den Rücken. Die Füße sind locker aufgestellt.
- ✗ Ziehen Sie die Knie mit den Händen zur Brust. Heben Sie gleichzeitig das Gesäß und dann auch Kopf und Schultern vom Boden ab. Drücken Sie dabei den Rücken bewusst an den Boden. Spüren Sie die Dehnung entlang der gesamten Rückenmuskulatur.
- ✗ Halten Sie die Dehnung etwa 15 bis 20 Sekunden.

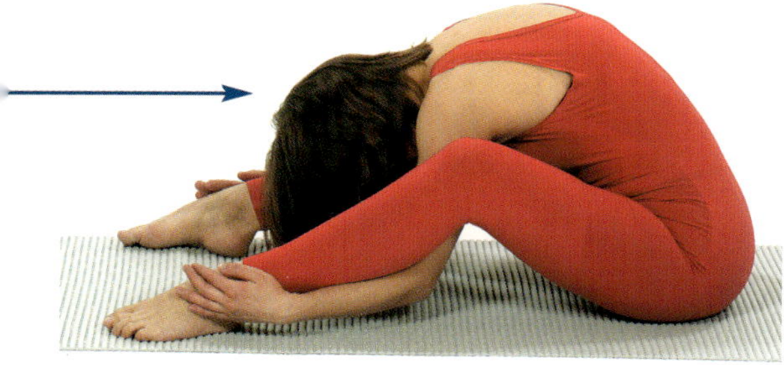

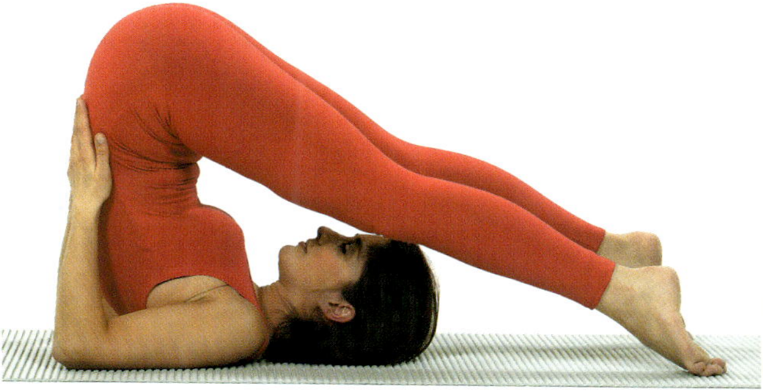

27 Rückenmuskeln

- Legen Sie sich auf den Rücken.
- Führen Sie nun beide Beine langsam möglichst weit über den Kopf, wobei die Hände den Rücken abstützen. Die Füße müssen nicht auf dem Boden abgelegt werden. Der Körperschwerpunkt ruht auf den Schultern. Spüren Sie die Dehnung entlang der gesamten Rückenmuskulatur.
- Halten Sie die Dehnung etwa 15 bis 20 Sekunden.

Dehnübungen für Gesäß und Beine

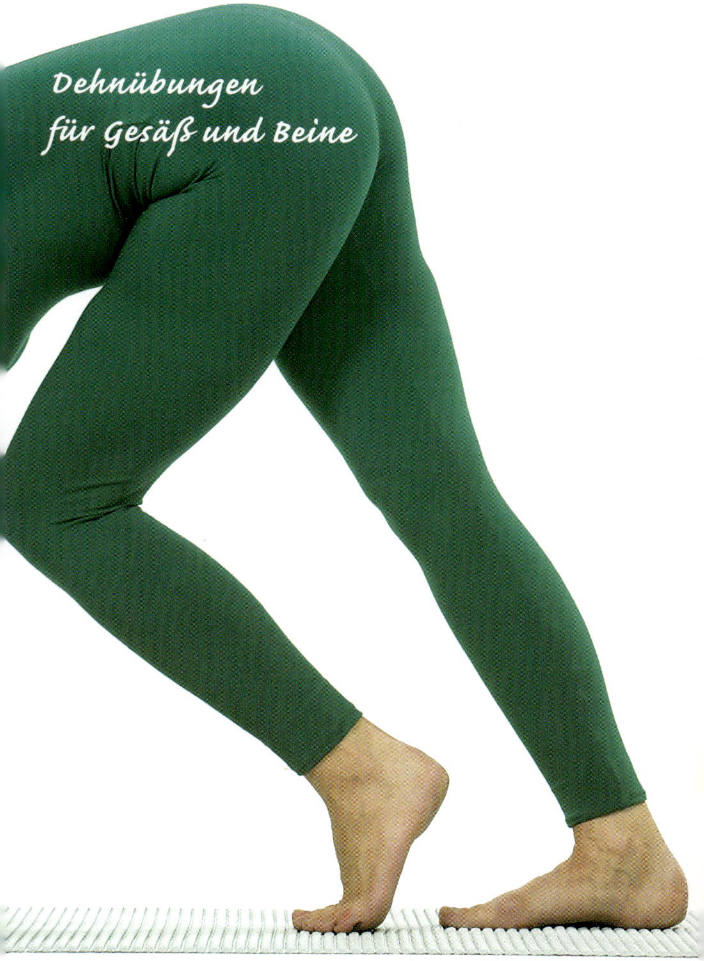

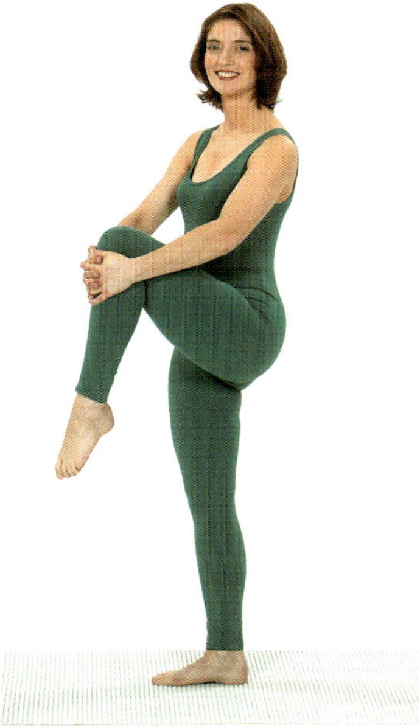

28 Gesäßmuskeln

- ✗ Stellen Sie sich aufrecht hin, der Rücken ist gerade. Heben Sie das linke Bein gebeugt an.
- ✗ Umfassen Sie den rechten Unterschenkel knapp unterhalb des Knies und ziehen Sie es vorsichtig zur Brust. Spüren Sie die Dehnung im Gesäßmuskel.
- ✗ Halten Sie die Dehnung etwa 15 bis 20 Sekunden, dann die Seite wechseln.

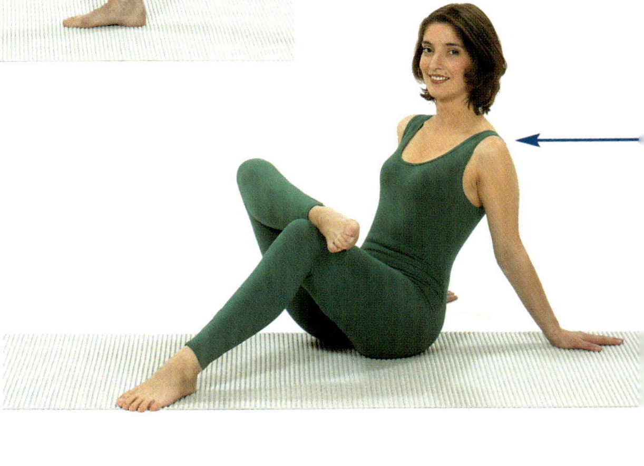

29 Gesäßmuskeln

- Legen Sie sich auf den Rücken. Das rechte Bein ist angezogen, der linke Fuß ist locker aufgestellt. (Sie können das linke Bein auch ausstrecken.)
- Fassen Sie nun den rechten Unterschenkel mit beiden Händen und ziehen Sie ihn vorsichtig quer Richtung Brust. Spüren Sie die Dehnung im Gesäßmuskel.
- Halten Sie die Dehnung etwa 15 bis 20 Sekunden, dann die Seite wechseln.

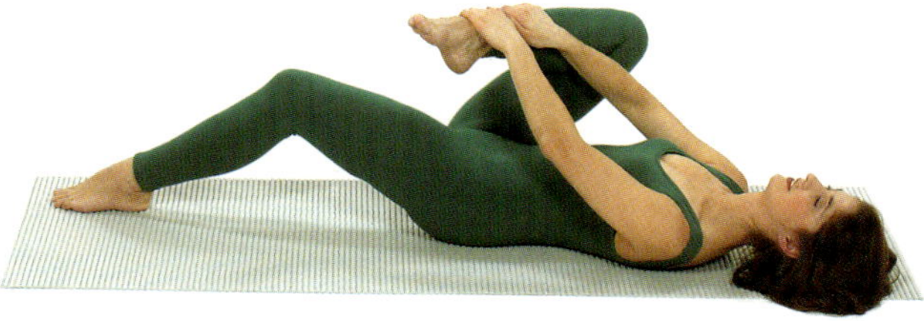

30 Gesäß- und äußere Oberschenkelmuskeln

- Setzen Sie sich aufrecht hin. Die Füße sind aufgestellt, die Hände nicht zu nah hinter dem Oberkörper abgestützt.
- Legen Sie den rechten Unterschenkel auf den linken Oberschenkel ab und drücken Sie ihn nach unten. Kippen Sie dabei das Becken. Der Rücken bleibt gerade. Spüren Sie die Dehnung im Gesäßmuskel und an der Außenseite des Oberschenkels. Zur Verstärkung der Dehnung können Sie den linken Fuß heranziehen.
- Halten Sie die Dehnung etwa 15 bis 20 Sekunden, dann die Seite wechseln.

31 Gesäß- und äußere Oberschenkelmuskeln

- ✗ Legen Sie sich auf den Rücken. Der rechte Fuß ist aufgestellt, der linke liegt in Kniehöhe auf dem rechten Oberschenkel.
- ✗ Fassen Sie nun den rechten Oberschenkel und ziehen Sie ihn vorsichtig zur Brust. Spüren Sie die Dehnung im Gesäßmuskel und an der Außenseite des Oberschenkels.
- ✗ Halten Sie die Dehnung etwa 15 bis 20 Sekunden, dann die Seite wechseln.

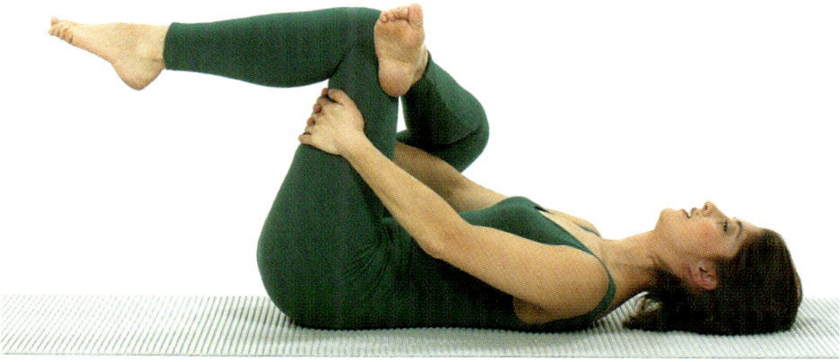

32 Äußere Oberschenkelmuskeln

- ✗ Setzen Sie sich aufrecht hin und heben Sie das rechte Bein über das linke. Stellen Sie den rechten Fuß neben dem linken Knie auf.
- ✗ Fassen Sie nun mit der linken Hand das rechte Knie und ziehen Sie es vorsichtig zur linken Seite. Mit der anderen Hand stützen Sie sich hinter dem Oberkörper ab. Spüren Sie die Dehnung an der Außenseite des Oberschenkels. Zur Verstärkung der Dehnung können Sie den Oberkörper nach rechts drehen.
- ✗ Halten Sie die Dehnung etwa 15 bis 20 Sekunden, dann die Seite wechseln.

33 Innere Oberschenkelmuskeln

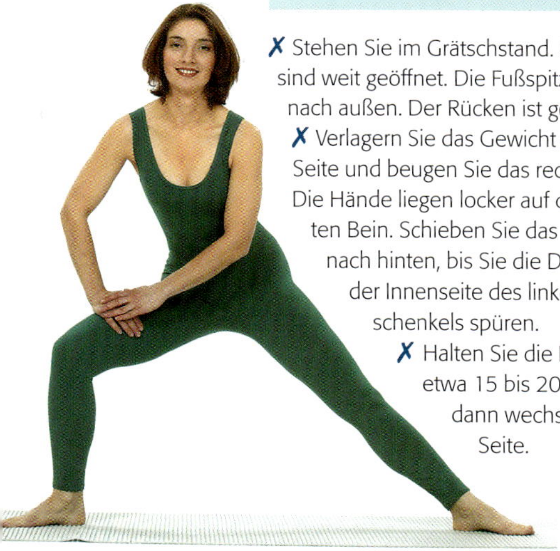

- ✗ Stehen Sie im Grätschstand. Die Beine sind weit geöffnet. Die Fußspitzen zeigen nach außen. Der Rücken ist gerade.
- ✗ Verlagern Sie das Gewicht zur rechten Seite und beugen Sie das rechte Knie. Die Hände liegen locker auf dem gebeugten Bein. Schieben Sie das Becken nach hinten, bis Sie die Dehnung an der Innenseite des linken Oberschenkels spüren.
- ✗ Halten Sie die Dehnung etwa 15 bis 20 Sekunden, dann wechseln Sie die Seite.

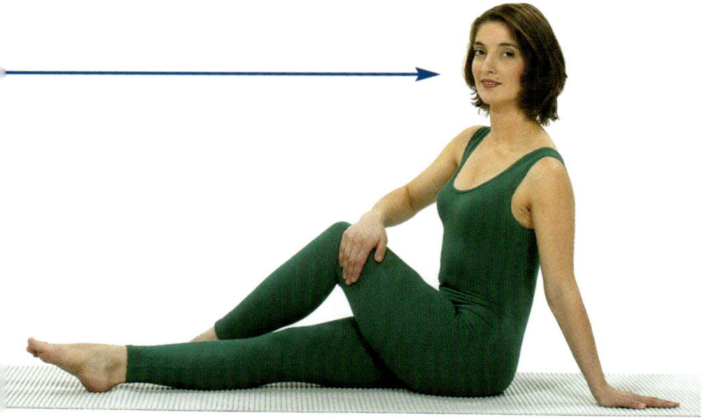

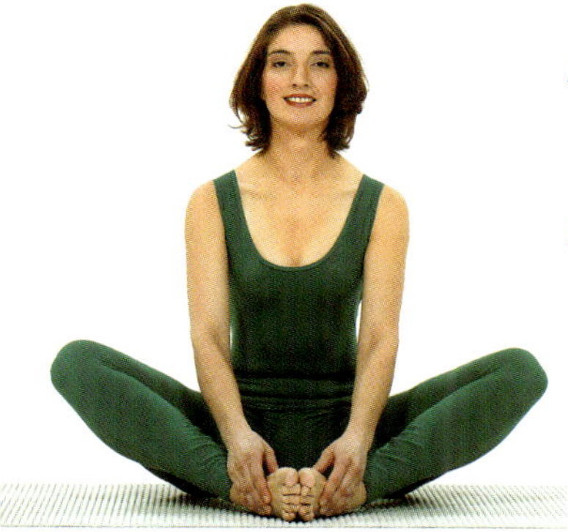

34 Innere Oberschenkelmuskeln

- Setzen Sie sich aufrecht hin, stellen Sie die Füße auf und ziehen die Fußsohlen nebeneinander nah an den Körper.
- Öffnen Sie vorsichtig die Knie, lassen Sie sie zur Seite sinken und bringen Sie den Oberkörper mit geradem Rücken etwas nach vorn. Spüren Sie die Dehnung an der Innenseite der Oberschenkel. Zur Verstärkung der Dehnung können Sie die Knie mit den Händen herunterdrücken.
- Halten Sie die Dehnung etwa 15 bis 20 Sekunden.

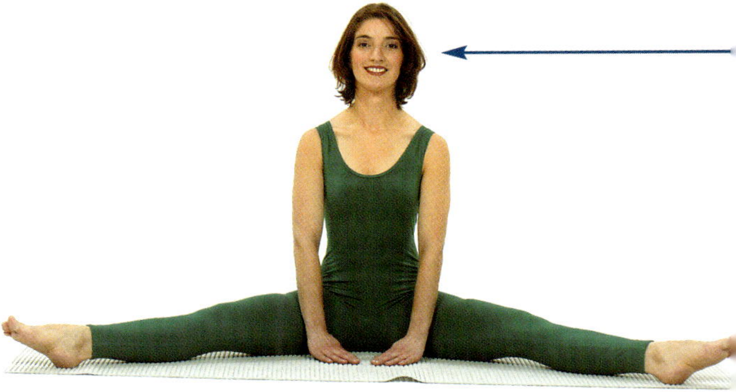

35 Innere Oberschenkelmuskeln

- ✗ Legen Sie sich auf den Rücken und führen Sie beide Beine nach oben.
- ✗ Grätschen Sie vorsichtig die Beine, so weit es möglich ist. Spüren Sie die Dehnung an der Innenseite der Oberschenkel. Zur Verstärkung der Dehnung können Sie die Beine mit den Händen nach außen drücken.
- ✗ Halten Sie die Dehnung etwa 15 bis 20 Sekunden, dann wechseln Sie die Seite.

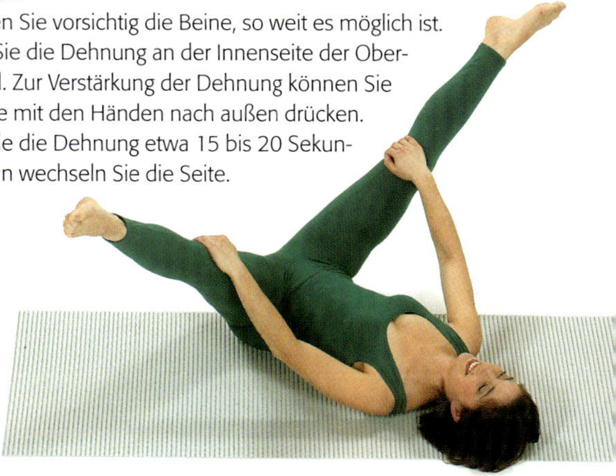

36 Innere Oberschenkelmuskeln

- ✗ Setzen Sie sich aufrecht hin und stützen Sie sich mit den Händen hinter dem Körper ab.
- ✗ Grätschen Sie nun vorsichtig die Beine, so weit es möglich ist. Der Rücken bleibt dabei gerade, das Becken wird gekippt. Die Hände vor den Körper nehmen. Spüren Sie die Dehnung an der Innenseite des Oberschenkels. Zur Verstärkung der Dehnung können Sie die Hände weiter vorn abstützen und den Oberkörper (mit geradem Rücken!) weiter vor bringen.
- ✗ Halten Sie die Dehnung etwa 15 bis 20 Sekunden, dann die Seite wechseln.

37 Vordere Oberschenkelmuskeln

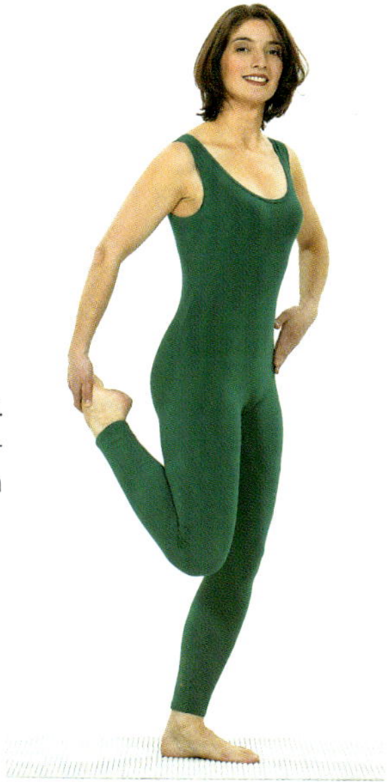

- Stellen Sie sich aufrecht hin. Der Rücken ist gerade. Winkeln Sie ein Bein nach hinten an.
- Greifen Sie den Fuß mit der gleichseitigen Hand und ziehen Sie ihn vorsichtig zum Gesäß. Schieben Sie dabei das Becken bewusst nach vorn. Die Oberschenkel bleiben parallel zueinander. Spüren Sie die Dehnung an der Vorderseite des Oberschenkels.
- Halten Sie die Dehnung etwa 15 bis 20 Sekunden, dann die Seite wechseln.

38 Vordere Oberschenkelmuskeln

- Legen Sie sich auf die Seite. Das untere Bein ist gebeugt, das obere nach hinten angewinkelt. Der Kopf ruht auf dem ausgestreckten Arm.
- Greifen Sie den rechten Fuß mit der gleichseitigen Hand und ziehen Sie ihn vorsichtig zum Gesäß. Der Oberschenkel bleibt vorn und bildet mit dem Oberkörper eine Linie. Schieben Sie das Becken bewusst vor. Spüren Sie die Dehnung an der Vorderseite des Oberschenkels.
- Halten Sie die Dehnung etwa 15 bis 20 Sekunden, dann die Seite wechseln.

39 Vordere Oberschenkelmuskeln

- Legen Sie sich auf den Bauch, die Stirn berührt den Boden. Winkeln Sie den rechten Fuß an.
- Greifen Sie den Fuß mit der gleichseitigen Hand und ziehen Sie ihn vorsichtig zum Gesäß. Spüren Sie die Dehnung an der Vorderseite des Oberschenkels. Sie können den Fuß auch mit beiden Händen fassen.
- Halten Sie die Dehnung etwa 15 bis 20 Sekunden, dann die Seite wechseln.

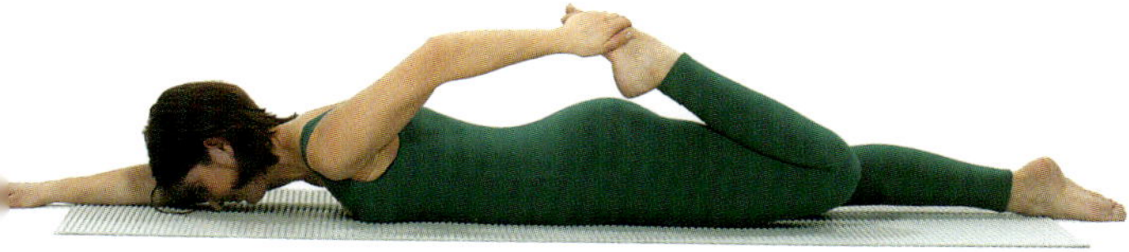

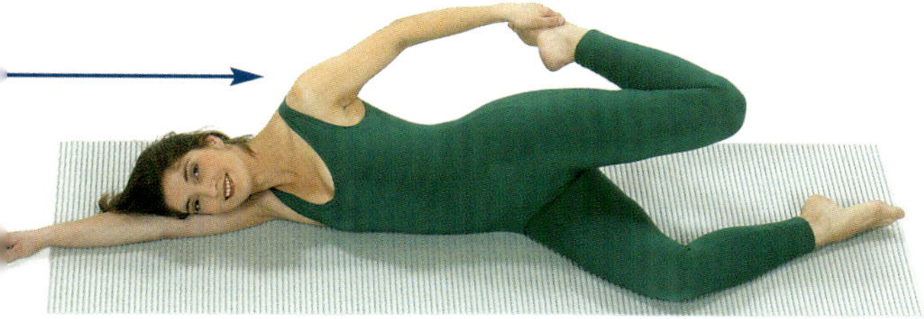

40 Hintere Oberschenkelmuskeln

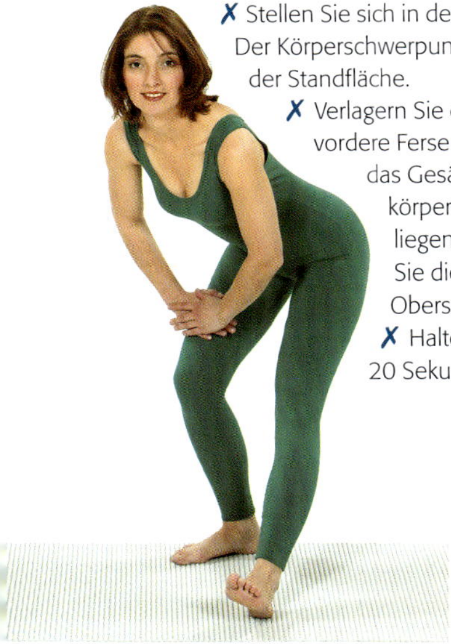

✗ Stellen Sie sich in der Schrittstellung aufrecht hin. Der Körperschwerpunkt befindet sich über der Mitte der Standfläche.

✗ Verlagern Sie das Gewicht, stellen Sie die vordere Ferse auf und schieben Sie bewusst das Gesäß nach hinten raus. Der Oberkörper bleibt dabei gerade, die Hände liegen auf dem anderen Bein. Spüren Sie die Dehnung an der Rückseite des Oberschenkels.

✗ Halten Sie die Dehnung etwa 15 bis 20 Sekunden, dann die Seite wechseln.

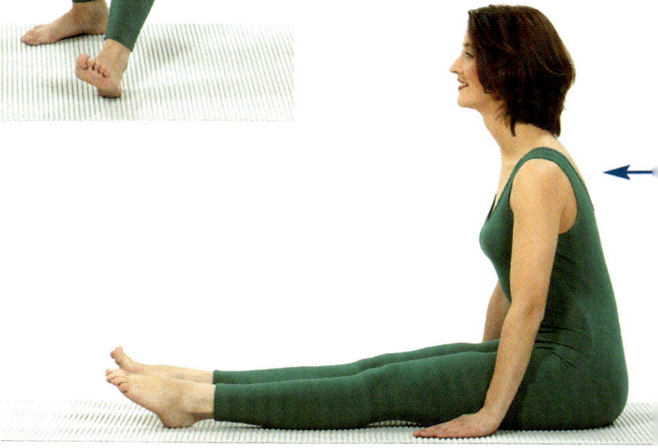

41 Hintere Oberschenkelmuskeln

- ✗ Legen Sie sich auf den Rücken, die Füße sind locker aufgestellt. Heben Sie das rechte Bein. Sie können das andere Bein danach auch ausstrecken.
- ✗ Fassen Sie das erhobene Bein mit beiden Händen an der Wade und ziehen Sie es vorsichtig zur Brust. Die Hüfte bleibt dabei am Boden. Spüren Sie die Dehnung an der Rückseite des Oberschenkels.
- ✗ Halten Sie die Dehnung etwa 15 bis 20 Sekunden, dann die Seite wechseln.

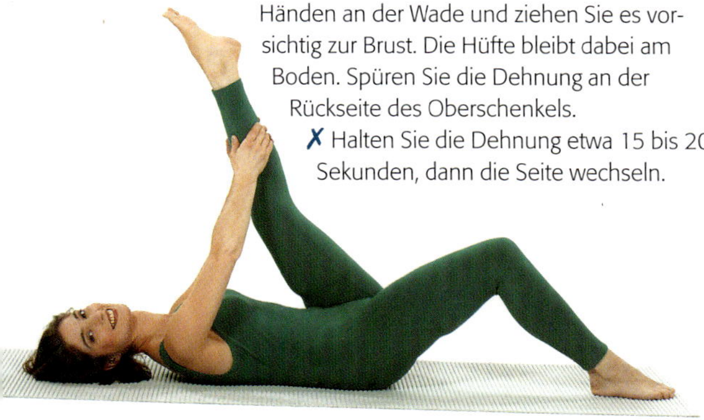

42 Hintere Oberschenkelmuskeln

- ✗ Setzen Sie sich mit angewinkelten Beinen aufrecht hin und stützen Sie sich mit den Händen hinter dem Körper ab. Die Fingerspitzen zeigen zum Körper.
- ✗ Strecken Sie nun die Beine und bringen Sie vorsichtig den Oberkörper etwas vor. Rutschen Sie dabei mit den Händen neben die Oberschenkel. Der Rücken bleibt gerade, nur das Becken wird gekippt. Spüren Sie die Dehnung an der Rückseite der Oberschenkel.
- ✗ Halten Sie die Dehnung etwa 15 bis 20 Sekunden.

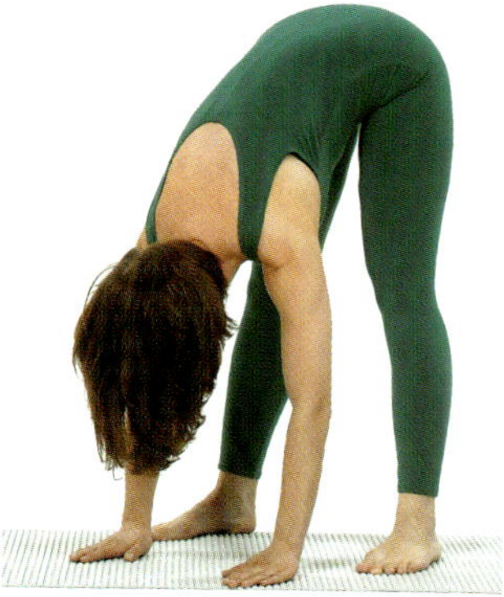

43 Hintere Oberschenkelmuskeln

- Stehen Sie im Grätschstand.
- Beugen Sie vorsichtig den Oberkörper nach vorn und berühren Sie mit den Händen den Boden. Der Rücken bleibt dabei gerade, nur das Becken wird gekippt. Spüren Sie die Dehnung an der Rückseite der Oberschenkel.
- Halten Sie die Dehnung etwa 15 bis 20 Sekunden.

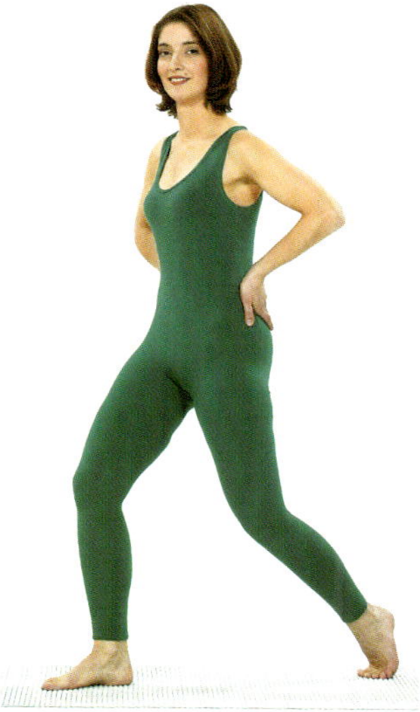

44 Hüftbeugemuskeln

- Machen Sie aus dem Stand einen großen Schritt nach vorn. Die Knie sind gebeugt.
- Schieben Sie die Hüfte bewusst vor. Die Ferse des hinteren Beins hebt vom Boden ab. Spüren Sie dabei die Dehnung im vorderen Hüftbereich.
- Halten Sie die Dehnung etwa 15 bis 20 Sekunden. Dann die Seite wechseln.

45 Hüftbeugemuskeln

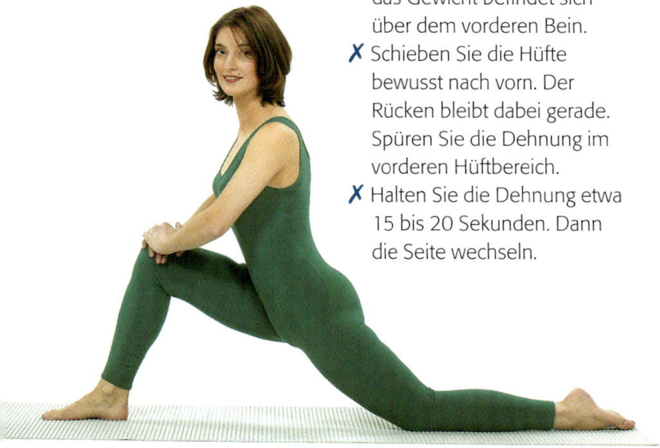

- Machen Sie aus dem Stand einen großen Schritt nach vorn und legen Sie den hinteren Unterschenkel auf dem Boden ab. Die Füße sind parallel zueinander, das Gewicht befindet sich über dem vorderen Bein.
- Schieben Sie die Hüfte bewusst nach vorn. Der Rücken bleibt dabei gerade. Spüren Sie die Dehnung im vorderen Hüftbereich.
- Halten Sie die Dehnung etwa 15 bis 20 Sekunden. Dann die Seite wechseln.

46 Wadenmuskeln

- ✗ Machen Sie aus dem Stand einen großen Schritt nach hinten und stellen Sie die Fußspitze auf. Die Füße stehen parallel zueinander und das Gewicht befindet sich über dem vorderen Bein.
- ✗ Senken Sie nun vorsichtig die Ferse zum Boden. Der Rücken bleibt dabei gerade. Spüren Sie die Dehnung des Wadenmuskels. Zur Verstärkung können Sie das hintere Bein etwas beugen.
- ✗ Halten Sie die Dehnung etwa 15 bis 20 Sekunden. Dann die Seite wechseln.

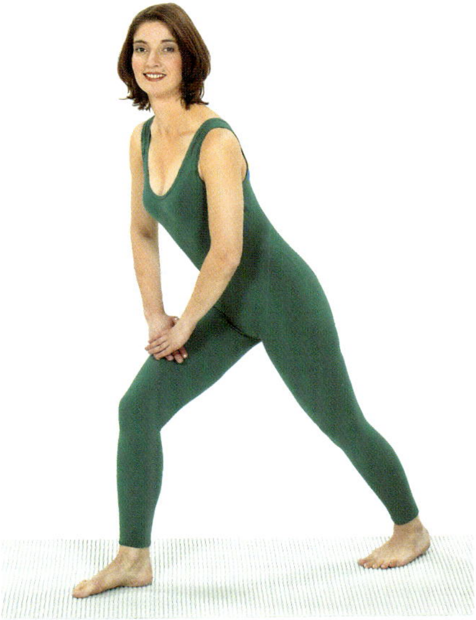

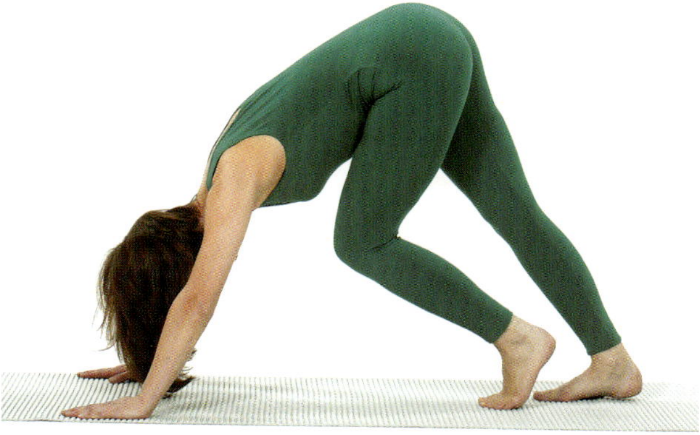

47 Wadenmuskeln

- ✗ Beugen Sie sich im dem Stand nach vorn und stützen Sie sich mit den Händen weit vor dem Oberkörper ab. Das Gewicht befindet sich eher über den Armen, der Rücken ist gerade. Die Fersen sind vom Boden abgehoben.
- ✗ Senken Sie nun vorsichtig eine Ferse zum Boden. Spüren Sie dabei die Dehnung des Wadenmuskels.
- ✗ Halten Sie die Dehnung etwa 15 bis 20 Sekunden. Dann die Seite wechseln.

Ergänzende Übungen zur Entspannung

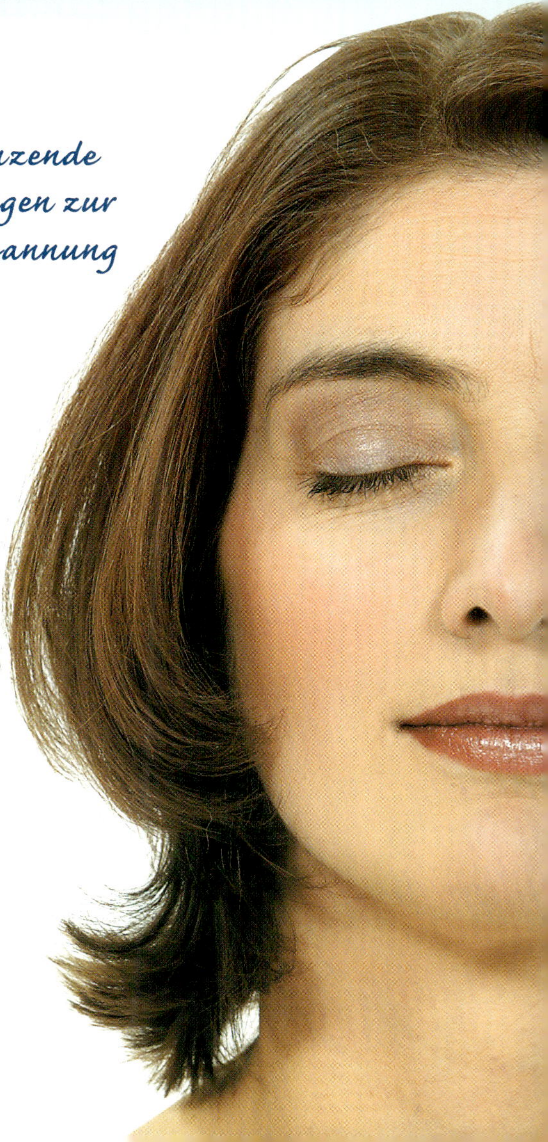

48 Bauchatmung

- Legen Sie sich auf den Rücken, die Füße sind etwa hüftbreit aufgestellt. Die Hände liegen locker auf dem Bauch.
- Atmen Sie nun ruhig und ganz bewusst in den Bauch ein und aus. Erspüren Sie, wie sich die Bauchdecke dabei hebt und senkt.
- Bleiben Sie mindestens 30 Sekunden in dieser Position.

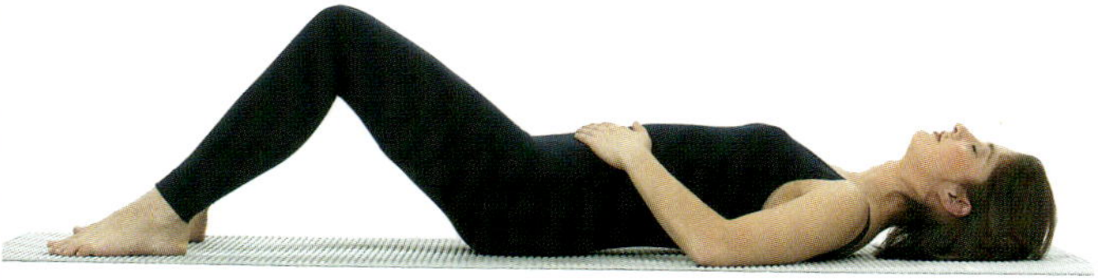

49 Brustatmung

- Legen Sie sich auf den Rücken, die Füße sind etwa hüftbreit aufgestellt. Die Hände liegen locker auf der Brust.
- Atmen Sie nun ruhig und ganz bewusst in den Brustkorb ein und aus. Erspüren Sie, wie sich der Brustkorb dabei hebt und senkt.
- Bleiben Sie mindestens 30 Sekunden in dieser Position.

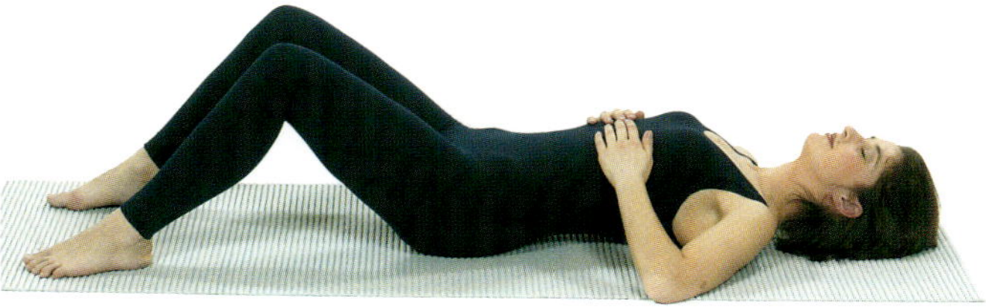

50 Hüftdrehen

- ✗ Legen Sie sich auf den Rücken. Die Arme liegen locker rechts und links neben dem Oberkörper, die Füße sind geschlossen.
- ✗ Drehen Sie die Beine aus der Hüfte heraus zu einer Seite. Die Schultern bleiben am Boden. Erspüren Sie die Dehnung im gesamten Rücken.
- ✗ Bleiben Sie etwa 30 Sekunden in dieser Position. Dann zur anderen Seite drehen.

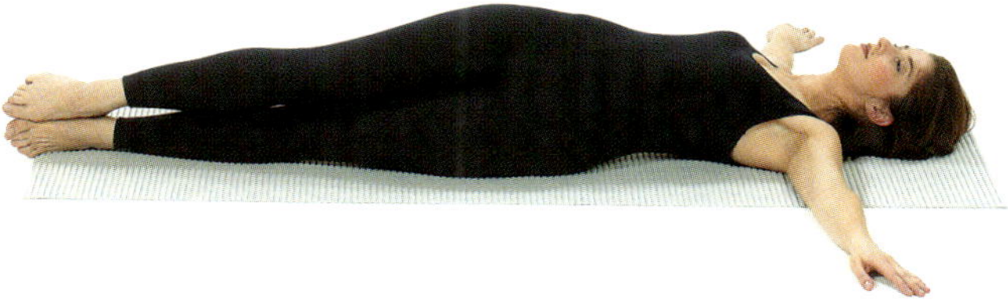

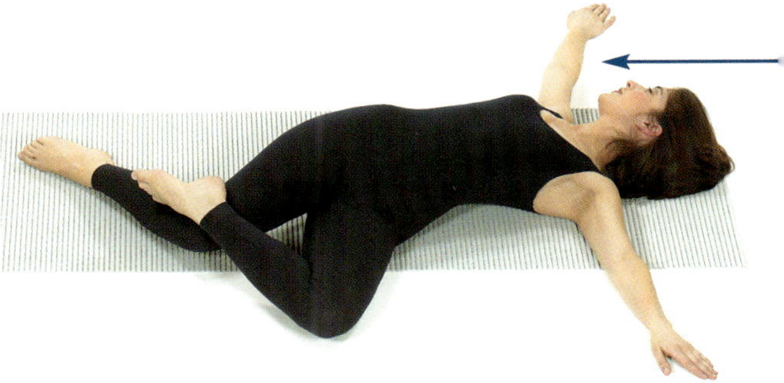

51 Gesäßdrehen

- ✗ Legen Sie sich auf den Rücken. Die Arme liegen rechts und links neben dem Oberkörper, die Füße sind leicht geöffnet.
- ✗ Stellen Sie nun den rechten Fuß auf, greifen Sie das rechte Knie mit der linken Hand und ziehen Sie es langsam über das andere Bein zur Seite. Drehen Sie den Kopf in die entgegengesetzte Richtung, die Schultern bleiben am Boden.
- ✗ Bleiben Sie etwa 30 Sekunden in dieser Position. Dann das andere Bein zur anderen Seite drehen.

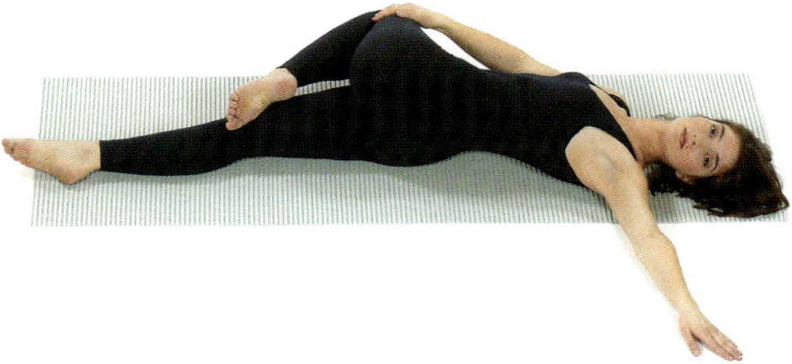

52 Rückendrehen

- ✗ Legen Sie sich auf den Rücken. Der rechte Fuß ist aufgestellt, der linke liegt in Kniehöhe auf dem rechten Oberschenkel. Die Arme liegen rechts und links neben dem Oberkörper.
- ✗ Lassen Sie nun beide Knie bzw. beide Beine langsam zu einer Seite sinken und schieben Sie die Hüfte dabei vor. Drehen Sie den Kopf in die entgegengesetzte Richtung, die Schultern bleiben am Boden.
- ✗ Bleiben Sie etwa 30 Sekunden in dieser Position. Dann die Seite wechseln.

53 Halbmond

- ✗ Legen Sie sich auf den Rücken. Die Arme liegen rechts und links vom Kopf, die Füße sind leicht geöffnet.
- ✗ Bewegen Sie nun langsam und nacheinander beide Armen und beide Beine zur rechten Körperseite, bis Sie in eine halbmondähnliche Lage kommen. Genießen Sie die Dehnung seitlich am Oberkörper.
- ✗ Bleiben Sie etwa 30 Sekunden in dieser Position. Dann die andere Seite dehnen.

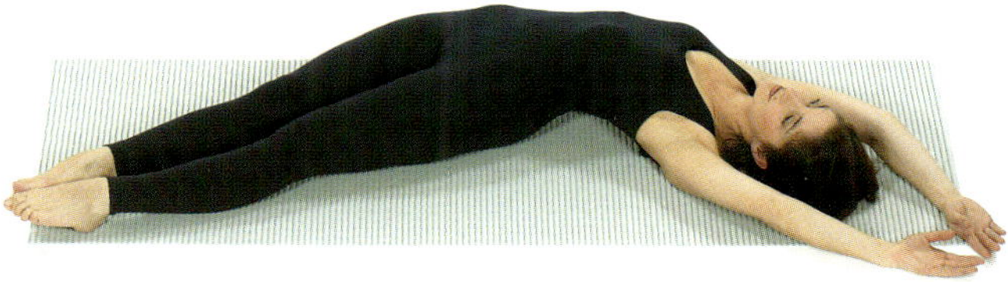

54 Verdrehung

- ✗ Gehen Sie in den Kniestand. Die Knie sind etwa schulterbreit geöffnet und der Rücken ist gerade. Sie können sich auch ein Kissen unter die Knie legen.
- ✗ Legen Sie den Kopf und die rechte Schulter ab und schieben Sie den rechten Arm unter dem sich in die entgegengesetzte Richtung drehenden Oberkörper weit nach links, während der linke Arm nach rechts oben zieht. Das Gewicht des Oberkörpers ruht auf der Schulter am Boden.
- ✗ Bleiben Sie etwa 30 Sekunden in dieser Position, dann die Seite wechseln.

55 Diagonale

- Legen Sie sich auf den Rücken. Die Arme liegen rechts und links vom Kopf, die Füße sind leicht geöffnet.
- Ziehen Sie nun den gesamten Körper »diagonal auseinander«, indem Sie mit der rechten Hand nach rechts oben und leicht zur Seite ziehen und mit dem linken Fuß nach links unten, ebenfalls leicht zur Seite.
- Bleiben Sie etwa 30 Sekunden in dieser Position, dann die Seite wechseln.

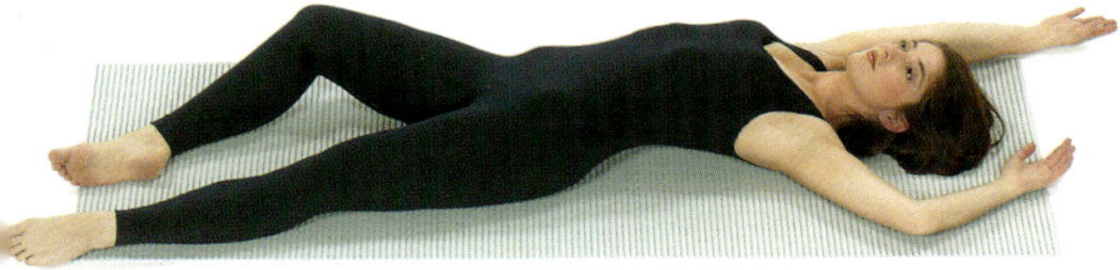

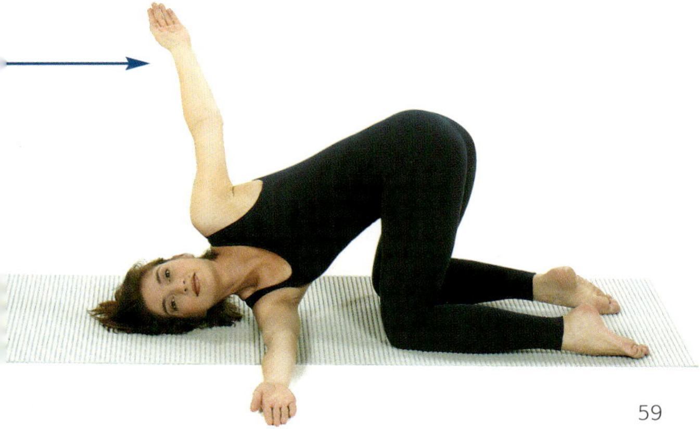

57 Päckchen

- Gehen Sie in den Kniestand. Setzen Sie sich langsam auf die Fersen und machen Sie den Rücken rund. Legen Sie die Arme rechts und links neben dem Körper ab. Sie können sich auch ein Kissen unter den Kopf legen.
- Schließen Sie die Augen und erspüren Sie die wohltuende ganzkörperliche Entlastung.
- Bleiben Sie mindestens 30 Sekunden in dieser Position.

56 Kutschersitz

- Setzen Sie sich bequem hin. Die Füße sind etwa hüftbreit aufgestellt. Legen Sie die Arme locker auf den Oberschenkeln ab.
- Schließen Sie die Augen. Beugen Sie den Oberkörper etwas nach vorn, machen Sie dabei den Rücken rund und genießen Sie die angenehme Entspannung.
- Bleiben Sie mindestens 30 Sekunden in dieser Position.

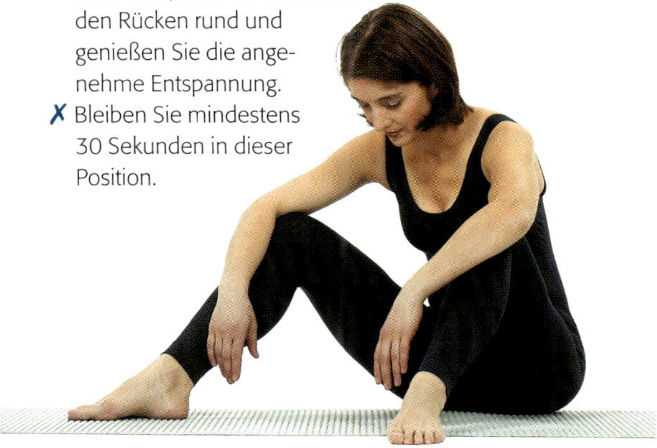

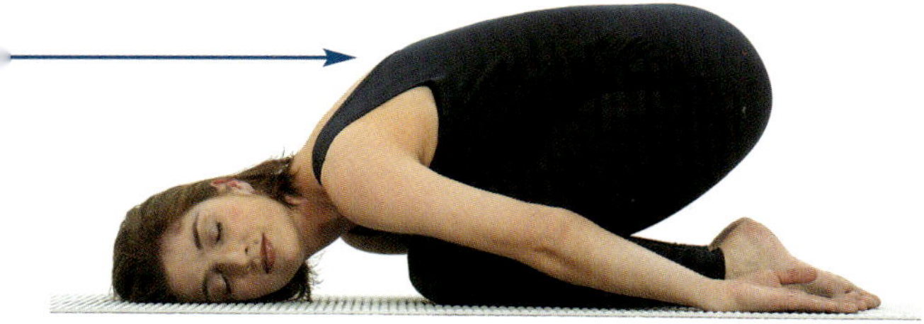

58 Paradies

- Legen Sie sich auf den Rücken. Die Arme liegen rechts und links neben dem Kopf, die Füße sind leicht geöffnet.
- Schließen Sie die Augen. Lassen Sie alle Muskeln locker, erspüren Sie den Kontakt zum Boden und genießen Sie die vollkommene Entspannung. Denken Sie an etwas Schönes.
- Bleiben Sie in dieser Position so lange, wie es Ihnen gut tut ...

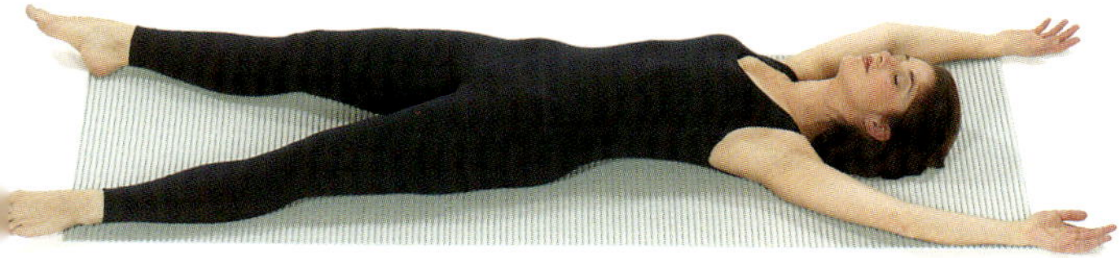

Besondere Trainings-programme

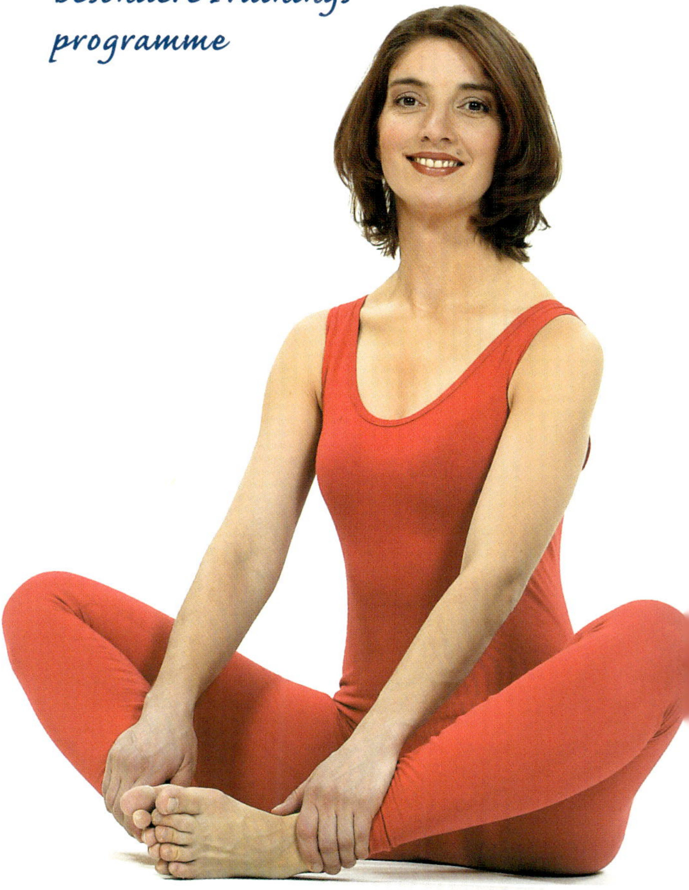

Schwachpunkt: Langes Sitzen

3	Hals- und Nackenmuskeln
2	Hals- und Nackenmuskeln
6	Schultermuskeln
5	Schultermuskeln
9	Hintere Oberarmmuskeln
12	Innere Unterarmmuskeln
14	Brustmuskeln
23	Rückenmuskeln
28	Gesäßmuskeln
37	Vordere Oberschenkelmuskeln
40	Hintere Oberschenkelmuskeln
48	Brustatmung
49	Bauchatmung
54	Verdrehung
56	Kutschersitz

Schwachpunkt: Langes Stehen

1	Hals- und Nackenmuskeln
4	Hals- und Nackenmuskeln
5	Schultermuskeln
7	Schultermuskeln
15	Brustmuskeln
21	Schräge Bauchmuskeln
24	Rückenmuskeln
29	Gesäßmuskeln
38	Vordere Oberschenkelmuskeln
41	Hintere Oberschenkelmuskeln
46	Wadenmuskeln
48	Brustatmung
51	Gesäßdrehen
55	Diagonale
57	Päckchen

Schwachpunkt: Rücken- und Nackenschmerzen

1	Hals- und Nackenmuskeln
2	Hals- und Nackenmuskeln
3	Hals- und Nackenmuskeln
4	Hals- und Nackenmuskeln
5	Schultermuskeln
6	Schultermuskeln
7	Schultermuskeln
8	Schultermuskeln
16	Brustmuskeln
17	Brustmuskeln
22	Schräge Bauchmuskeln
24	Rückenmuskeln
25	Rückenmuskeln
52	Rückendrehen
53	Halbmond

Schwachpunkt: Bewegungsmangel auf Reisen

3	Hals- und Nackenmuskeln
2	Hals- und Nackenmuskeln
6	Schultermuskeln
8	Schultermuskeln
13	Innere Unterarmmuskeln
15	Brustmuskeln
23	Rückenmuskeln
30	Gesäßmuskeln
44	Hüftbeugemuskeln
37	Vordere Oberschenkelmuskeln
42	Hintere Oberschenkelmuskeln
32	Äußere Oberschenkelmuskeln
34	Innere Oberschenkelmuskeln
56	Kutschersitz

Schwachpunkt: Stress

1	Hals- und Nackenmuskeln
2	Hals- und Nackenmuskeln
5	Schultermuskeln
7	Schultermuskeln
11	Hintere Oberarmmuskeln
13	Innere Unterarmmuskeln
14	Brustmuskeln
26	Rückenmuskeln
31	Gesäßmuskeln
39	Vordere Oberschenkelmuskeln
43	Hintere Oberschenkelmuskeln
48	Brustatmung
50	Hüftdrehen
57	Päckchen
58	Paradies

Abschalten und Relaxen

48	Bauchatmung
49	Brustatmung
8	Schultermuskeln
9	Hintere Oberarmmuskeln
32	Äußere Oberschenkelmuskeln
35	Innere Oberschenkelmuskeln
50	Hüftdrehen
51	Gesäßdrehen
52	Rückendrehen
53	Halbmond
54	Verdrehung
55	Diagonale
56	Kutschersitz
57	Päckchen
58	Paradies

Literaturhinweise

- Albrecht, K.: Stretching. Das Expertenhandbuch. Grundlagen für Trainer und Sportler. Karl F. Haug, Heidelberg, 2001.
- Anderson, B.: Stretching. Dehnübungen, die den Körper geschmeidig und gesund erhalten. Mosaik bei Goldmann, München, 2001.
- Anrich, C.: Trainingsbuch Beweglichkeit. Mehr Erfolg durch den PI-Effekt. Rowohlt, Reinbek bei Hamburg, 2000.
- Blum, B.: Perfektes Stretching. Ein Leitfaden für gezielte Muskeldehnung. Copress, München, 2000.
- Gisler, T.: Differenzierungen im Beweglichkeitstraining. Funktionelle Entspannung – Mobilisation – Strukturelle Verlängerung. Thieme, Stuttgart, 1998.
- Sölveborn, S. A.: Das Buch vom Stretching. Mosaik Verlag, München, 1983.
- Spring, H.: Dehn- und Kräftigungsgymnastik. Stretching und dynamische Kräftigung. Thieme, Stuttgart, 2001.
- Sternad, D.: Richtig Stretching. BLV Sportpraxis, München, 2000.

Adressen

- Bekleidung
  ZETA SCHRECK GmbH
  Bismarckstr. 18
  76646 Bruchsal
  Tel.: 07251/71 49-0
  Fax: 07251/71 49-20
  www.zeta-schreck.de

- Sportmatte
  FRIEDOLA
  Gebr. Holzapfel GmbH & Co. KG
  37276 Meinhard-Frieda
  Tel.: 05651/303-0
  Fax: 05651/303-130
  www.friedola.de

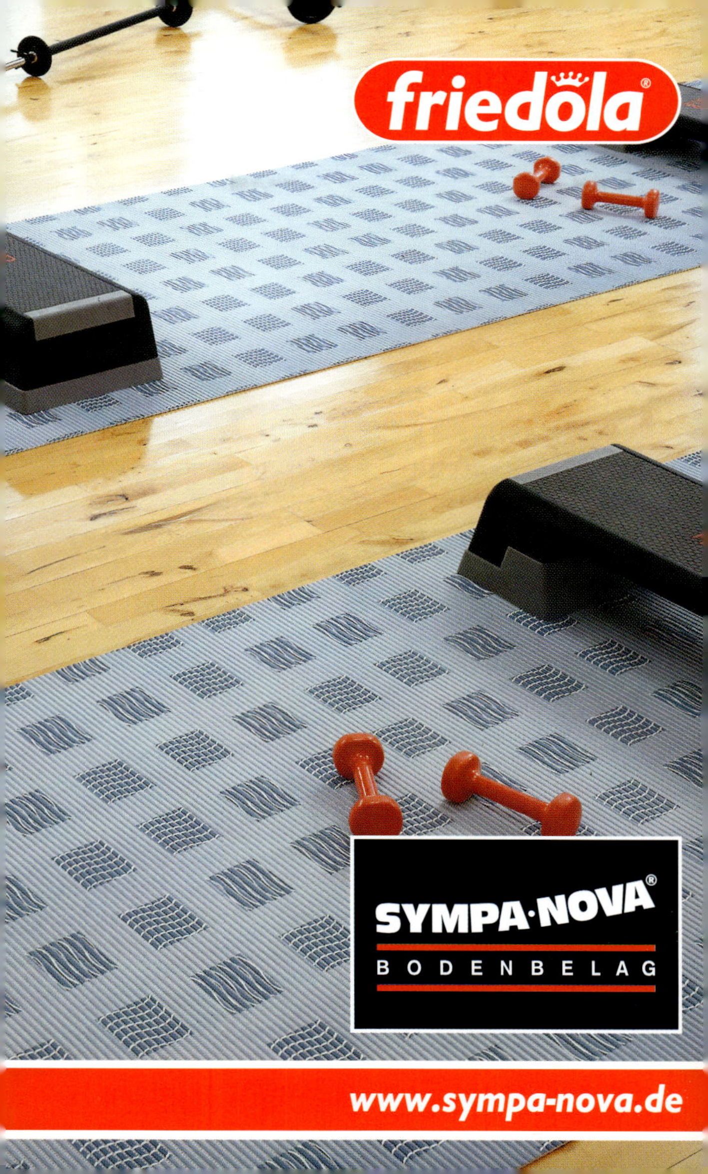
friedola
SYMPA·NOVA
BODENBELAG
www.sympa-nova.de

✗ Musik

Audio Factory GmbH
Borselstr. 16 d
22765 Hamburg
Tel.: 040/55 70 06-0
Fax: 040/55 70 06-70
www.audiofactory.de

Move Ya!
Luisenweg 7
20537 Hamburg
Tel.: 040/21 00 97-0
Fax: 040/21 00 97-10
www.move-ya.com

DTB-Shop
Otto-Fleck-Schneise 10 a
60528 Frankfurt/Main
Tel.: 069/678 01-138
Fax: 069/672-812
www.dtb-online.de

Die Fotoaufnahmen machte Tilo Wiedensohler von der Agentur CAMERA 4. Das Schminken übernahm die Visagistin Nadine Seidel. Für die Ausstattung mit Fitnessanzügen sorgte die Firma ZETA SCHRECK. Die Sportmatte stellte die Firma FRIEDOLA zur Verfügung. Die Illustrationen fertigte Dorit Weise an. Allen Beteiligten, besonders Sporttherapeutin Astrid Lüdtke für die fachliche Beratung, besten Dank!